实用临床妇产科诊疗学

主编 张 静 等

 吉林科学技术出版社

图书在版编目（ＣＩＰ）数据

实用临床妇产科诊疗学 / 张静等主编. -- 长春：
吉林科学技术出版社，2022.4
　　ISBN 978-7-5578-9510-5

　　Ⅰ．①实… Ⅱ．①张… Ⅲ．①妇产科病－诊疗 Ⅳ.
①R71

中国版本图书馆CIP数据核字(2022)第112450号

实用临床妇产科诊疗学

主　　编　张　静 等
出 版 人　宛　霞
责任编辑　练闽琼
封面设计　猎英图书
制　　版　猎英图书
幅面尺寸　185mm×260mm
开　　本　16
字　　数　176千字
印　　张　7.125
印　　数　1-1500册
版　　次　2022年4月第1版
印　　次　2022年4月第1次印刷

出　　版　吉林科学技术出版社
发　　行　吉林科学技术出版社
地　　址　长春市南关区福祉大路5788号出版大厦A座
邮　　编　130118
发行部电话/传真　0431-81629529　81629530　81629531
　　　　　　　　　　81629532　81629533　81629534
储运部电话　0431-86059116
编辑部电话　0431-81629510
印　　刷　廊坊市印艺阁数字科技有限公司

书　　号　ISBN 978-7-5578-9510-5
定　　价　38.00元

前　言

　　妇产科是一门实用性、应用性很强的学科，妇产科医务人员肩负着捍卫妇女身心健康的重大责任。近年来随着现代医学的迅猛发展，针对妇产科疾病的新技术、新方法随之不断涌现，治疗措施和设备也不断更新。新的研究和临床经验在拓展我们知识的同时，疾病的诊断与治疗发展也随之改善。为进一步完善和发展临床妇产科理论体系，反映当前妇产科医学最新研究成果，更好地为临床工作服务，使临床工作者全面掌握妇产科常见病的诊断与治疗方法，特地精心编写此书。

前言

目 录

第一章　女性生殖器官解剖学

女性生殖器官包括内、外生殖器官。内生殖器官位于骨盆内，骨盆的形态及其大小与分娩密切相关；骨盆底组织又承托内生殖器官，协助保持其正常位置。内生殖器官与盆腔内其他器官相邻，而且血管、淋巴及神经也有密切联系。盆腔内某一器官病变可累及邻近器官。骨盆、内生殖器官及其相邻器官三者关系密切，相互影响。因此，本章对骨盆及盆腔内相关的器官也一并介绍。

第一节　骨盆

骨盆及其附属组织承托内生殖器官及其相邻器官，协助保持其正常位置。若骨盆及其组织异常，则可发生相应的妇科病变。同时，骨盆为胎儿娩出的骨产道，骨盆的结构、形态及其组成骨间径与阴道分娩密切相关。骨盆形态或组成骨间径线异常可引起分娩异常。因此，清晰地了解骨盆的解剖、形态和大小，将有助于提高妇科、产科的临床诊断和治疗技能。

一、骨盆的类型

根据骨盆的形状，骨盆可大致分为 4 种类型：①女性型骨盆；②男性型骨盆；③类人猿型骨盆；④扁平型骨盆。这种分类是以骨盆入口的前、后两部的形态作为基础的：在骨盆入口最长横径处虚拟一条线，将骨盆分为前、后两部分，后面的部分决定骨盆的形状，而前面的部分表示它的变异。很多女性骨盆不是单一型的，而是混合型的。例如，某一个女性型骨盆可以伴有男性型的倾向，即骨盆后部是女性型的，而前部是男性型的。

（1）女性型骨盆：骨盆入口呈横椭圆形，髂骨翼宽而浅，入口横径较前后径稍长，耻骨弓较宽，坐骨棘间径≥10cm。骨盆侧壁直，坐骨棘不突出，骶骨既不前倾，亦不后倾，骶坐骨切迹宽度>2 横指。女性型骨盆为女性正常骨盆，最适宜分娩。在我国妇女，根据现有资料，占 52.0%～58.9%。

（2）男性型骨盆：骨盆入口略呈三角形，两侧壁内聚，坐骨棘突出，耻骨弓较窄，坐骨切迹窄呈高弓形，骶骨较直而前倾，导致出口后矢状径较短。因男性骨盆呈漏斗形，往往造成难产。此型骨盆较少见，在我国妇女中仅占 1.0%～3.7%。

（3）类人猿型骨盆：骨盆入口呈长椭圆形，骨盆入口、中骨盆和骨盆出口的横径均缩短，前后径稍长。坐骨切迹较宽，两侧壁稍内聚，坐骨棘较突出，耻骨弓较窄，但骶骨向后倾斜，故骨盆前部较窄而后部较宽。骶骨往往有 6 节且较直，故骨盆较其他类型深。在我国妇女中占 14.2%～18.0%。

（4）扁平型骨盆：骨盆入口呈扁椭圆形，前后径短而横径长。耻骨弓宽，骶骨失去正常弯度，变直后翘或深弧形，故骶骨短而骨盆浅。在我国妇女中较为常见，占 23.2%～29.0%。

女性骨盆的形态、大小除种族差异外，还受遗传、营养与性激素的影响。上述 4 种基本类型只是理论上归类，临床多见混合型骨盆。

二、骨盆的组成

骨盆由骨骼、韧带及关节组成。

（1）骨盆的骨骼：骨盆由骶骨、尾骨及左右两块髋骨组成。每块髋骨又由髂骨、坐骨及耻骨融合而成。骶骨形似三角，前面凹陷成骶窝，底的中部前缘凸出，形成骶岬（相当于髂总动脉分叉水平）。骶岬是妇科腹腔镜手术的重要标志之一及产科骨盆内测量对角径的重要据点。

（2）骨盆的关节：骶骨与髂骨之间以骶髂关节相连；骶骨与尾骨之间以骶尾关节相连；两耻骨之间有纤维软骨，形成耻骨联合。骶尾关节是略可活动的关节。分娩时，下降的胎头可使尾骨向后。若骨折或病变可使骶尾关节硬化，尾骨翘向前方，致使骨盆出口狭窄，影响分娩。在妊娠过程中，骨盆的关节松弛，可能是由于激素的改变所致。妇女的耻骨联合于早中期妊娠时开始松弛，在妊娠最后 3 个月更为松弛，但分娩后立即开始消退，一般产后 3～5 个月可完全消退。妊娠过程中，耻骨联合宽度增加，经产妇比初产妇增宽得更多，而且在分娩后很快转为正常。X 线研究发现：足月妊娠时，由于骶髂关节向上滑动引起耻骨联合较明显的活动性，最大的耻骨联合移位是在膀胱截石卧位时；此移位可以使骨盆口的直径增加 1.5～2.0cm。

（3）骨盆的韧带：有两对重要的韧带，骶结节韧带与骶棘韧带。骶结节韧带为骶、尾骨与坐骨结节之间的韧带；骶棘韧带则为骶、尾骨与坐骨棘之间的韧带。骶棘韧带宽度即坐骨切迹宽度，是判断中骨盆是否狭窄的重要指标。妊娠期受性激素的影响，韧带较松弛，各关节的活动性亦稍有增加，有利于胎儿娩出。

三、骨盆分界

以耻骨联合上缘、髂耻线及骶岬上缘的连线为界，将骨盆分为上下两部分：上方为假骨盆（又称大骨盆），下方为真骨盆（又称小骨盆）。

假骨盆的前方为腹壁下部组织，两侧为髂骨翼，后方为第 5 腰椎。假骨盆与分娩无关，但其某些径线的长短关系到真骨盆的大小，测量假骨盆的径线可作为了解真骨盆情况的参考。

真骨盆是胎儿娩出的骨产道，可分为三部分：骨盆入口、骨盆腔及骨盆出口。骨盆腔为一前壁短、后壁长的弯曲管道，前壁是耻骨联合，长 4.2cm；后壁是骶骨与尾骨，骶骨弯曲的长度 11.8cm；两侧为坐骨、坐骨棘及骶棘韧带。坐骨棘位于真骨盆腔中部，在产程中是判断胎先露下降程度的重要骨性标志。

四、骨盆的平面、径线和倾斜度

由于骨盆的特殊形状，很难把骨盆腔内的形状描述清楚。长久以来，为便于理解，把骨盆分为 4 个虚拟的平面：①骨盆入口平面；②骨盆出口平面；③骨盆的最宽平面；④骨盆中段平面。

1. 骨盆入口平面

骨盆入口平面后面以骶岬和骶骨翼部为界；两侧以髂耻缘为界；前面为耻骨横支和耻骨联合上缘。典型的女性骨盆入口平面几乎是圆的，而不是卵形的。

骨盆入口平面的 4 条径线，一般描述为：前后径、横径和两条斜径。

骨盆入口平面的前后径又以耻骨联合与骶岬上缘中点的距离，分别虚拟为 3 条径线：解剖结合径、产科结合径和对角径。

解剖结合径又称真结合径，为耻骨联合上缘中点与骶岬上缘中点间的距离。

对角径（Diagonal Conjugate，DC）为耻骨联合下缘中点与骶岬上缘中点间的距离。

对角径减去 1.5～2.0cm 则为产科结合径。在大多数骨盆中，这是胎头下降时，必须通过骨盆入口的最短直径。产科结合径是不能用手指直接测量到的。虽然人们设计了各种器械，但是除 X 线外，都未能获得满意的结果。临床上，如果没有 X 线设备，则只能测量出对角径的距离，然后减去 1.5～2.0cm，间接地估计产科结合径的长度。

骨盆入口横径与真结合径成直角，它代表两侧分界线之间最长的距离。横径一般在骶岬前面的 5cm 处与真结合径交叉。卵形骨盆的横径为 13.5cm，而圆形骨盆的横径则稍许短些。

任一斜径自一侧骶髂软骨结合伸至对侧的髂耻隆起，根据它们的起点位置，被称为左斜径或右斜径，其长度为 12.75cm。

2．骨盆出口平面

骨盆出口平面是由两个近似三角区所组成。这两个三角区不在同一平面上，但有一条共同的基线，即在两侧坐骨结节之间的一条线。后三角的顶点是骶骨的尖端，两侧是骶结节韧带和坐骨结节。前三角的顶点是耻骨联合下缘，两侧是耻骨降支。骨盆出口平面有 4 条径线：出口前后径、出口横径、出口前矢状径和出口后矢状径。

（1）出口前后径：耻骨联合下缘至骶尾关节间的距离，平均长 11.5cm。

（2）出口横径：两坐骨结节间的距离，也称坐骨结节间径，平均长 9cm。是胎先露部通过骨盆出口的径线，此径线与分娩关系密切。

（3）出口前矢状径：耻骨联合下缘中点至坐骨结节间径中点间的距离，平均长 6cm。

（4）出口后矢状径：骶尾关节至坐骨结节间径中点间的距离，平均长 8.5cm。当出口横径稍短，而出口横径与后矢状径之和＞15cm 时，一般正常大小胎儿可以通过后三角区经阴道娩出。

3．骨盆的最宽平面

骨盆的最宽平面没有什么产科学意义。从定义来看，它表示盆腔最宽敞的部分。其前后径从耻骨联合的后面中间伸到第 2、3 节骶椎的结合处，横径处于两侧髋臼中心之间。它的前后径和横径的长度均为 12.5cm。因为其两条斜径在闭孔和骶坐骨切迹之间，它们的长度是不确定的。

4．骨盆中段平面

骨盆中段平面又称中骨盆平面，位于两侧坐骨棘的同一水平，是骨盆的最窄平面。它对胎头入盆后分娩产道阻塞有特别重要的意义。骨盆中段平面有两条径线：中骨盆前后径和中骨盆横径。

（1）中骨盆前后径：耻骨联合下缘中点通过两侧坐骨棘连线中点至骶骨下端间的距离，平均长 11.5cm。

（2）中骨盆横径：也称坐骨棘间径，为两坐骨棘间的距离，平均长 10cm。是胎先露部通过中骨盆的重要径线，此径线与分娩有重要关系。

5．骨盆倾斜度

女性直立时，其骨盆入口平面与地平面所形成的角度，称为骨盆倾斜度。一般女性的骨盆倾斜度为 60°。骨盆倾斜度过大，往往影响胎头的衔接。

6．骨盆轴

骨盆轴为连接骨盆腔各平面中点的假想曲线，代表骨盆轴。此轴上段向下向后，中段向下，下段向下向前。分娩时，胎儿即沿此轴娩出。

第二节　外生殖器官解剖

女性生殖器，可分为外生殖器和内生殖器两部分。女性外生殖器是指生殖器官外露的部分，又称外阴，位于两股内侧间，前为耻骨联合，后为会阴。

一、阴阜

阴阜是指耻骨联合前面隆起的脂肪垫。青春期后，其表面皮肤开始生长卷曲的阴毛，呈盾式分布：尖端向下三角形分布，底部两侧阴毛向下延伸至大阴唇外侧面。而男性的阴毛分布不似如此局限：阴毛可以向上分布，朝向脐部，或朝下扩伸而达左右大腿的内侧。阴毛的疏密与色泽因个体和种族不同而异。阴毛为第二性征之一。

二、大阴唇

大阴唇是自阴阜向下、向后止于会阴的一对隆起的皮肤皱襞，其外形根据所含脂肪量的多少而有所不同。一般女性的大阴唇长宽 2～3cm，厚 1～1.5cm。在女孩或未婚女性，两侧大阴唇往往互相靠拢而完全覆盖它们后面的组织，而经产妇左右大阴唇多数是分开的。大阴唇的前上方和阴阜相连，左右侧大阴唇在阴道的下方融合，形成后联合，逐渐并入会阴部。

大阴唇外侧面为皮肤，皮层内有皮脂腺和汗腺，多数妇女的大阴唇皮肤有色素沉着，内侧面湿润似黏膜。大阴唇皮下组织松弛，脂肪中有丰富的静脉、神经及淋巴管，若受外伤，容易形成血肿，疼痛较甚。

解剖学上，女性的大阴唇相当于男性的阴囊。子宫的圆韧带终止在大阴唇的上缘。绝经后，大阴唇多呈萎缩状。

三、小阴唇

分开大阴唇后，可见到小阴唇。左、右侧小阴唇的前上方互相靠拢，其大小和形状可以因人而异，有很大差别。未产妇的小阴唇往往被大阴唇所遮盖，而经产妇的小阴唇可伸展到大阴唇之外。

左右小阴唇分别由两片薄薄的组织所组成。外观小阴唇呈湿润状，颜色微红，犹如黏膜一样，但无阴毛。小阴唇内含有勃起功能的组织、血管、少数平滑肌纤维和较多皮脂腺，偶有少数汗腺，外覆复层鳞状上皮。小阴唇因富有多种神经末梢，故非常敏感。

两侧小阴唇的前上方互相靠拢、融合，形成上下两层，下层为阴蒂的系带，而上层为阴蒂包皮。两侧小阴唇的下方可分别与同侧的大阴唇融合，或者在中线形成小阴唇后联合，又称阴唇系带。

四、阴蒂

阴蒂是小而长，且有勃起功能的小体，位于两侧小阴唇顶端下，由阴蒂头、阴蒂体和两侧阴蒂脚所组成。阴蒂头显露于阴蒂包皮和阴蒂系带之间，直径很少超过 0.5cm，神经末梢丰富，极敏感，是使女性动欲的主要器官。

阴蒂相当于男性的阴茎，具有勃起性。阴蒂即使在勃起的情况下，长度也很少超过 2cm。由于小阴唇的牵拉，所以阴蒂呈一定程度的弯曲，其游离端指向下内方，朝着阴道口。阴蒂头是由梭形细胞组成。阴蒂体包括两个海绵体，其壁中有平滑肌纤维。长而狭的阴蒂脚分别起源于左、右两侧坐耻支的下面。

五、前庭

前庭是指左、右小阴唇所包围的长圆形区域，为胚胎期尿生殖窦的残余部分。在前庭的前面有阴蒂，后方则以小阴唇后联合为界。

在前庭的范围内有尿道口、阴道口和左、右前庭大腺（巴氏腺，Bartholin's glands）的出口。前庭的后半部，即小阴唇后联合与阴道之间，是所谓的舟状窝。除未产妇外，此窝很少能被观察到，因为经产妇在分娩时，多数妇女的舟状窝，由于受到损伤而消失。

六、前庭大腺

前庭大腺是前庭左右各一的复管泡状腺，其直径为 0.5～1.0cm，位于前庭下方阴道口的左、右两侧。前庭大腺的出口管长 1.5～2.0cm，开口于前庭的两侧，正好在阴道口两侧边缘之外。前庭大腺的管径很小，一般仅能插入细小的探针。在性交的刺激下，腺体分泌出黏液样分泌物，以资润滑。

七、尿道口

尿道口位于前庭的中央，耻骨弓下方 1.0～1.5cm 处、阴道口的上方。尿道口往往呈轻度折叠状。排尿时，尿道口的直径可以放松到 4～5mm。尿道的左、右两侧有尿道旁管，即 Skene 管，其往往开口于前庭，也偶有开口于尿道口内的后壁处。尿道旁管的口径很小，为 0.5mm；其长度可因人而异。

尿道下 2/3 与阴道前壁紧密相连，阴道下 1/3 的环状肌肉围绕尿道的上端和下端。

八、前庭球

是前庭两侧黏膜下的一对具有勃起性的静脉丛，其长 3.0～4.0cm，宽 1.0～2.0cm，厚 0.5～1.0cm。它们与坐耻支并列，部分表面覆有球海绵体肌和阴道缩肌。前庭球的下端，一般处于阴道口的中部，而其前端则向上朝着阴蒂伸展。

分娩时，前庭球往往被推到耻骨弓的下面，但因为它们的尾部部分环绕着阴道，所以容易受到损伤而造成外阴血肿甚至大量出血。

九、阴道口和处女膜

阴道口位于前庭的后半部，其形状和大小可因人而异。处女的阴道口往往被小阴唇所盖没；如果推开小阴唇，则可见到阴道口几乎完全被处女膜所封闭。处女膜有否破裂，有时可以引起法律纠纷，因此，检查处女时应当详细检查，慎重结论。

阴道的表面和游离的边缘有较多的结缔组织乳头。处女膜的形状和坚固度均有明显的差异。处女膜两面均覆有未角化的复层鳞状上皮，间质大部分有弹性和胶原性的结缔组织。处女膜没有腺性或肌性成分，亦没有很多神经纤维。女性新生儿的处女膜有很多血管；妊娠妇女的处女膜上皮较厚，并富有糖原；绝经后女性的处女膜上皮变薄，并可以出现轻微的角化。成年处女的处女膜仅是或多或少围绕阴道口的一片不同厚度的膜，并有一个小到如针尖、大到能容纳一个或两个指尖的孔。此开口往往呈新月形或圆形，但也偶可是筛状的、有中隔的或澈状的。澈状的处女膜可能被误认为是处女膜破裂。因此，由于法律的原因，在做出处女膜是否破裂的描述时，必须慎重。

一般来说，处女膜多数是在第一次性交时撕裂，裂口可以分散在数处，多数撕裂位于处女膜的后半部。撕裂的边缘往往很快结成瘢痕，此后处女膜即成为若干分段的组织。首次性交时，处女膜撕裂的深度可因人而异。一般认为，处女膜撕裂时往往伴有少量出血，但很少引起大出血。个别处女的处女膜组织比较坚韧，需手术切开，但极为罕见。由分娩而引起处女膜解剖上的改变，往往比较明显、清楚，因而易识别而做出诊断。

处女膜无孔是一种先天性异常，此时阴道完全被闭锁。它的主要现象是经血滞留、性交受阻。一般需手术切开。

十、阴道

阴道的起源问题尚无统一的意见。阴道上皮的来源，有 3 种不同的看法：①米勒系统；②午非管；③尿生殖窦。目前，较为公认的是：阴道部分起源于米勒管和部分来自尿生殖窦。

阴道可以被称为是子宫的排泄管道，经过阴道，子宫排出经血。它亦是女性的性交器官，同时又是分娩时产道的一部分。

阴道是由肌肉、黏膜组成的管道，其上接宫颈、下连外阴。阴道前方为膀胱，后为直肠。

阴道与膀胱及尿道之间有一层结缔组织，即所谓的膀胱—阴道膈。阴道中、下段和直肠之间，亦有由类似组织所形成的直肠—子宫间隔。阴道部分上段（阴道后穹隆）参与组成直肠子宫陷凹（道格拉斯陷凹）的前壁。在正常情况下，阴道前壁与后壁的中间部分互相靠得较近，而在阴道的左、右两旁的侧壁之间，则有一定距离。这样便使阴道的横切面看来犹似空心的"H"字形状。

阴道的顶端是个盲穹隆，子宫颈的下半部伸入此处。阴道穹隆可以分为四部分，即左、右、前、后穹隆。阴道和子宫颈的连接处，在子宫颈的后方要比子宫颈的前方高些，故阴道后穹隆比前穹隆深一些。阴道前壁也稍短于后壁，长度分别为 6～8cm 和 7～10cm。

阴道的前、后壁上，有纵行的皱褶柱。在未经产妇女中，还可以在此处见到与纵行柱成直角的横嵴。当这些皱褶到达侧壁时，渐渐消失，在高龄经产妇中，阴道壁往往变为平滑。

阴道的黏膜由典型的不角化复层鳞状上皮细胞组成。黏膜下有一层结缔组织，其中血管丰富，偶尔有淋巴小结。阴道黏膜仅松松地与下面的组织相连，因此手术时，可以轻松地把阴道黏膜与其下的结缔组织分开。

正常情况下，阴道黏膜不含有典型的腺体。有时在经产妇的阴道中可见有些包涵囊肿，但不是腺体，而是在修补阴道撕裂时，黏膜碎片被埋没在缝合伤口下而后形成的囊肿。另外，有些衬有柱状或散状上皮的囊肿也不是腺，而是午非管或米勒管的残余物。

阴道的肌层可分为两层平滑肌，外层纵行，内层环行，但整个肌层并不明显。在阴道的下端，可见有一横纹肌带。它是阴道缩肌或括约肌，然而，主要关闭阴道的是肛提肌。肌层的外面有结缔组织把阴道与周围的组织连接起来。这些结缔组织内含有不少弹性纤维和很多静脉。

阴道有丰富的血管供应。它的上 1/3 是由子宫动脉的宫颈—阴道支供应；中 1/3 由膀胱下动脉供应；下 1/3 则由直肠中动脉和阴部内动脉供应。直接围绕阴道的是一个广泛的静脉丛，静脉与动脉伴行，最后汇入髂内静脉。阴道下 1/3 的淋巴与外阴的淋巴一起流入腹股沟淋巴结，中 1/3 的淋巴流入髂内淋巴结，上 1/3 的淋巴则流入髂总淋巴结。

根据 Krantz 的论述，人的阴道没有特殊的神经末梢（生殖小体），但是在它的乳头中偶尔可见到游离的神经末梢。

阴道的伸缩性很大。在足月妊娠时，它可以被扩张到足以使正常足月胎儿顺利娩出，而在产褥期间，它又能逐渐恢复到产前状态。

十一、会阴

广义的会阴，是指盆膈以下封闭骨盆出口的全部软组织结构，有承载盆腔及腹腔脏器的作用。它主要由尿生殖膈和盆膈所组成。尿生殖膈由上、下两层筋膜，会阴深横肌和尿道阴道括约肌所构成。盆膈是由上、下两层筋膜。肛提肌和尾骨肌所构成。肛提肌则由髂尾肌、耻骨直肠肌、耻尾肌所组成。它有加强盆底托力的作用，又因部分肌纤维在阴道和直肠周围密切交织，还有加强肛门和阴道括约肌的作用。处于阴道和肛门之间的中缝即会阴缝是由会阴的中心腱所加固。球海绵体肌、会阴浅横肌和肛门外括约肌在它的上面汇聚。以上这些结构共同成为会阴体的主要支撑。在分娩时，它们往往被撕伤。

狭义的会阴，是指阴道口与肛门之间的软组织结构。

第三节　内生殖器官解剖

内生殖器包括子宫、输卵管和卵巢。

一、子宫

子宫是一个主要由肌肉组成的器官，宫体部外覆腹膜，宫腔内衬子宫内膜。妊娠期，子宫接纳和保护受孕产物，并供以营养；妊娠足月时，子宫收缩，娩出胎儿及其附属物。

非妊娠期子宫位于盆腔内，处于膀胱与直肠之间，它的下端伸入阴道。子宫的后壁几乎全部被腹膜所覆盖，它的下段形成直肠子宫陷凹的前界。子宫前壁仅上段盖有腹膜，因为它的下段直接与膀胱后壁相连，在它们中间有一层清楚的结缔组织。

子宫形状为上宽下窄，可分为大小不同的上下两部：上部为宫体，呈三角形；下部呈圆筒形或梭形，即宫颈。宫体的前壁几乎是平的，而其后壁则呈清楚的凸形。双侧输卵管起源于子宫角部，即子宫上缘和侧缘交界之处。两侧输卵管内端之间的上面凸出的子宫部分，称为子宫底。自子宫的左、右侧角至盆腔底部之间的部分是子宫的侧缘，两侧腹膜呈翼形皱褶，形成阔韧带。

子宫的大小和形状，随女性的年龄和产次而有较大差别。女性新生儿的子宫长 2.5～3.0cm，成年而未产者的子宫长 5.5～8.0cm，而经产妇的子宫则为 9.0～9.5cm。未产妇和经产妇的子宫重量，亦有很大差异，前者为 45～70g，后者为 80g 或更重一些。在不同年龄的对象中，宫体与宫颈长度的比率亦有很大差异。婴儿宫体的长度仅为宫颈长度的一半；年轻而未产者，则两者的长度相等；经产妇宫颈长度仅为子宫总长度的 1/3。

子宫的主要组成成分是肌肉，宫体的前壁与后壁几乎互相接触，中间的子宫腔仅为一裂缝。宫颈呈梭形，其上、下两端各有一小孔，即宫颈内口和外口。额切面观，子宫体呈三角形，而子宫颈管则仍为梭形。经产妇子宫腔的三角形状，变得较不明显，因为原来凸出的侧缘，往往变为凹形。绝经期妇女子宫肌层和内膜层萎缩，子宫的体积变小。

子宫又分为子宫体和子宫颈两部分。

（一）子宫体

宫体的壁由三层组织所组成，即浆膜层、肌层和黏膜层。

（1）浆膜层：为覆盖宫体的盆腔腹膜，与肌层紧连不能分离。在子宫峡部处，两者结合较松弛，腹膜向前反折覆盖膀胱底部，形成膀胱子宫陷凹，反折处腹膜称膀胱子宫返折腹膜。在子宫后面，宫体浆膜层向下延伸，覆盖宫颈后方及阴道后穹隆再折向直肠，形成直肠子宫陷凹（亦称道格拉斯陷凹）。

（2）肌层：由大量平滑肌组织、少量弹力纤维与胶原纤维组成，非孕时厚 0.8cm。子宫体肌层可分三层：①外层，肌纤维纵行排列，较薄，是子宫收缩的起始点；②中层，占肌层大部分，呈交叉排列，在血管周围形成"8"字形围绕血管；③内层，肌纤维环形排列，其痉挛性收缩可导致子宫收缩环形成。宫体肌层内有血管穿行，肌纤维收缩可压迫血管，能有效地制止血管出血。

（3）子宫内膜层：子宫内膜是一层薄的、淡红色的绒样的膜。仔细观察，可以见到有许多微小的孔，即子宫腺体的开口。正常情况下，子宫内膜的厚度可以变动在 0.5mm 至 3～5mm 之间。子宫内膜为一层高柱形，具有纤毛且互相紧密排列的细胞所组成。管形的子宫腺体是由表层上皮内陷所构成，其伸入子宫内膜层的全层、直达肌层。子宫内膜腺体可分泌稀薄的碱性液体，以保持宫腔潮湿。

子宫内膜与肌层直接相贴，其间没有内膜下层组织。内膜可分三层：致密层、海绵层及基底层。致密层与海绵层对性激素敏感，在卵巢激素影响下发生周期性变化，又称功能层。基底层紧贴肌层，对卵巢激素不敏感，无周期性变化。

子宫血供主要来自子宫动脉。子宫动脉上行支沿子宫侧缘上行，逐段分出与宫体表面平行的分支，称为弓形小动脉。弓形小动脉进入子宫肌层后呈辐射状分支为辐射状动脉。肌层内辐射状动脉以直角状再分支，形成螺旋小动脉，进入上 2/3 内膜层，供应功能层内膜。若肌层内辐射状动脉以锐角状再分支，则形成基底动脉，仅进入基底层内膜。螺旋小动脉对血管收缩物质和激素敏感，而基底动脉则不受激素的影响。

子宫壁由富含弹性纤维的结缔组织及肌纤维束所组成。子宫肌纤维从上到下逐渐地减少，宫颈部仅含有 10%的肌肉。宫体壁内层较外层含有相对多的肌纤维。妊娠期子宫上部的肌纤维肥大，而宫颈的肌纤维没有明显的变化。临产后，由于宫体肌纤维的缩复作用，宫颈呈被动地扩张。

（二）子宫颈

子宫颈指子宫颈解剖学内口以下那部分子宫。在子宫的前方、子宫颈的上界，几乎是相当于腹膜开始反折到膀胱上之处。以阴道壁附着处为界，子宫颈分为阴道上和阴道两部分，称为宫颈阴道上部和宫颈阴道部。宫颈阴道上部的后面被腹膜所覆盖，而前面和左、右侧面与膀胱和阔韧带的结缔组织相连。宫颈阴道部伸入阴道，它的下端是子宫颈外口。

子宫颈外口的形状可以因人而异。未产妇子宫颈外口为小而齐整的卵圆形孔；因子宫颈在分娩时受到一定的损伤（损伤最容易发生于外口的两旁），故经产妇子宫颈外口往往变为一条横行的缝道，子宫颈外口分成为所谓的"前唇和后唇"。有时，初产妇子宫颈遭到较严重的多处撕裂后，宫颈外口变得很不规则。根据这种撕裂的痕迹，可以无疑地诊断为经产妇。

子宫颈主要由结缔组织所组成，内含较多血管和弹性组织，偶有平滑肌纤维。宫颈的胶原性组织与宫体的肌肉组织的界线一般较明显，但亦可以是逐渐转变的，延伸范围 10mm 左右。宫颈的物理性能是根据它的结缔组织的状态而决定，在妊娠和分娩期，子宫颈之所以能扩张是和宫颈中的胶原组织的离解有关。

宫颈管的黏膜由一层高柱形上皮所组成，它处在一层薄的基底膜之上。因无黏膜下层，故宫颈的腺体可直接从黏膜的表层延伸到下面的结缔组织。颈管黏膜的黏液细胞分泌厚而黏的分泌物，形成黏液栓，将宫颈管与外界隔开。

宫颈阴道部的黏膜直接与阴道的黏膜相连，两者都由复层鳞状上皮组成，有时子宫颈管的腺体可以伸展到黏膜面。假如这些腺体的出口被阻塞，则会形成所谓的潴留囊肿。

正常情况下，在宫颈外口处，阴道部的鳞状上皮与宫颈管的柱状上皮之间有清楚的分界线，称原始鳞—柱交接部或鳞—柱交界。若体内雌激素变化、感染或损伤，则复层鳞状上皮可扩展到宫颈管的下 1/3，甚至更高一些。而宫颈管的柱状上皮也可移至宫颈阴道部。这种变化在有宫颈前、后唇外翻的经产妇中，更为显著。这种随体内环境变化而移位所形成的鳞—柱交接部称生理性鳞—柱交接部。在原始鳞—柱交接部和生理性鳞—柱交接部间所形成的区域称移行带区，此区域是宫颈癌及其癌前病变的好发部位。

子宫峡部，为宫颈阴道上部与子宫体相移行的部分，实际上属于子宫颈的一部分，也即宫颈解剖学内口和宫颈组织学内口之间的部分。在产科方面有特别重要的意义。非妊娠时，此部仅长 0.6～1.0cm；妊娠晚期时，则可增长达 6～10cm。临床上称其为子宫下段，是剖腹取胎切开子宫之处。

（三）子宫的韧带

子宫韧带主要由结缔组织增厚而成，有的含平滑肌，具有维持子宫位置的功能。子宫韧带共有四对：阔韧带、圆韧带、主韧带和宫骶韧带。

（1）阔韧带：子宫两侧翼形腹膜皱褶。起自子宫侧浆膜层，止于两侧盆壁；上缘游离，下端与盆底腹膜相连。阔韧带由前后两叶腹膜及其间的结缔组织构成，疏松，易分离。阔韧带上缘腹膜向上延伸，内 2/3 包绕部分输卵管，形成输卵管系膜；外 1/3 包绕卵巢血管，形成骨盆漏斗韧带，又称卵巢悬韧带。阔韧带内有丰富的血管、神经及淋巴管，统称为子宫旁组织，阔韧带下部还含有子宫动静脉、其他韧带及输尿管。

阔韧带上部的直切面显示分为三部分，分别围绕输卵管、子宫、卵巢韧带和圆韧带。

输卵管下的阔韧带部分即为输卵管系膜，由两层腹膜所组成，其间是一些松弛的结缔组织，其中有时可见卵巢冠。卵巢冠由许多含有纤毛上皮的狭窄垂直小管所组成。这些小管的上端与一条纵向管相接合，后者在输卵管下伸展到子宫的侧缘，在宫颈内口近处成为盲管。这个管是午非管的残余，称为加特纳管（卵巢冠纵管）。

（2）圆韧带：圆形条状韧带，长 12～14cm。起自双侧子宫角的前面，穿行于阔韧带与腹股沟内，止于大阴唇前端。圆韧带由结缔组织与平滑肌组成，其肌纤维与子宫肌纤维连接，可使子宫底维持在前倾位置。

（3）主韧带：为阔韧带下部增厚的部分，横行于宫颈阴道上部与子宫体下部侧缘达盆壁之间，又称宫颈横韧带。由结缔组织及少量肌纤维组成，与宫颈紧密相连，起固定宫颈的作用。子宫血管与输尿管下段穿越此韧带。

（4）宫骶韧带：从宫颈后面上部两侧起（相当于子宫峡部水平），绕过直肠而止于第 2～3 骶椎前面的筋膜内，由结缔组织及平滑肌纤维组成，外有腹膜遮盖。短厚坚韧，牵引宫颈向后、向上维持子宫于前倾位置。

由于上述 4 对子宫韧带的牵拉与盆底组织的支托作用，使子宫维持在轻度前倾前屈位。

（四）子宫的位置

子宫的一般位置是轻度前倾、前屈。当妇女直立时，子宫几乎处于水平线和稍向前屈，子宫底处在膀胱上，而宫颈则向后朝着骶骨的下端，其外口处于坐骨棘的水平。上述器官的位置可依据膀胱和直肠的膨胀程度而变动。

正常子宫是一个部分可动的器官：宫颈是固定的，宫体则可在前后平面上活动。所以，姿势和地心引力可以影响子宫的位置。直立时，骨盆的前倾斜可能造成子宫的前屈。

（五）子宫的血管

子宫血管的供应主要来自子宫动脉。子宫动脉自髂内动脉分出后，沿骨盆侧壁向下、向前行，穿越阔韧带基底部、宫旁组织到达子宫外侧（距子宫峡部水平）2cm 处横跨输尿管至子宫侧缘。此后分为上、下两支：上支称宫体支，较粗，沿子宫侧迂曲上行，至子宫角处又分为宫底支（分布于宫底部）、卵巢支（与卵巢动脉末梢吻合）及输卵管支（分布于输卵管）；下支称宫颈—阴道支，较细，分布于宫颈及阴道上段。

由于子宫动脉在宫颈内口的水平、子宫侧缘 2cm 处，跨过输尿管（喻为"桥下有水"），故行子宫切除术时，有可能误伤输尿管，需慎防之。

子宫两侧弓形静脉汇合成为子宫静脉，然后流入髂内静脉，最后汇入髂总静脉。

（六）淋巴

子宫内膜有丰富的淋巴网，但是真正的淋巴管则大部分限于基底部。子宫肌层的淋巴管汇聚于浆膜层，并在浆膜下面形成丰富的淋巴管丛，特别是在子宫的后壁，而在前壁则少些。

子宫淋巴回流有 5 条通路：①宫底部淋巴常沿阔韧带上部淋巴网，经骨盆漏斗韧带至卵巢，向上至腹主动脉旁淋巴结；②子宫前壁上部或沿圆韧带回流到腹股沟淋巴结；③子宫下段淋巴回流至宫旁、闭孔、髂内外及髂总淋巴结；④子宫后壁淋巴可沿宫骶韧带回流至直肠淋巴结；⑤子宫前壁也可回流至膀胱淋巴结。

（七）神经支配

子宫的神经支配主要来自交感神经系统，然而也有一部分来自脑脊髓和副交感神经系统。副交感神经系统由来自第 2、3、4 骶神经的稀少纤维所组成，分布于子宫的两侧，然后进入子宫颈神经节。交感神经系统经腹下丛进入盆腔，向两侧下行后，进入子宫阴道丛。上述两神经丛的神经供应子宫、膀胱和阴道的上部。有些神经支在肌肉纤维间终止，另一些则伴着血管进入子宫内膜。

交感神经和副交感神经两者都有运动神经和少许感觉神经纤维。交感神经使肌肉收缩和血管收缩，而副交感神经则抑制血管收缩，转为血管扩张。

盆腔内脏的神经支配有临床上的意义，因为有几种盆腔疼痛可以用切断腹下神经丛，永远获得解除。来自第 22 和第 12 胸神经的感觉神经纤维，可将子宫收缩的疼痛传至中枢神经系统。来自宫颈和产道上部的感觉神经，经过盆腔神经到达第 2、3、4 骶神经，而产道下部的神经则经过腹股沟神经和阴部神经。子宫的运动神经来自第 7 和第 8 腰椎水平的脊髓。运动神经与感觉神经分为层次，使在分娩时可应用脊尾麻醉和脊髓麻醉。

子宫平滑肌有自主节律活动，完全切除其神经后仍有节律收缩，还能完成分娩活动，临床上可见低位截瘫的产妇仍能顺利自然分娩。

二、输卵管

输卵管为卵子与精子结合场所及运送受精卵的管道。

（一）形态

自两侧子宫角向外伸展的管道，长8～14cm。输卵管内侧与宫角相连，走行于输卵管系膜上端，外侧1.0～1.5cm（伞部）游离。根据形态不同，输卵管分为四部分。

（1）间质部：潜行于子宫壁内的部分，短而腔窄，长1cm。

（2）峡部：紧接间质部外侧，长2～3cm，管腔直径2mm。

（3）壶腹部：峡部外侧，长5～8cm，管腔直径6～8mm。

（4）伞部：输卵管的最外侧端，游离，开口于腹腔，管口为许多须状组织，呈伞状，故名伞部。伞部长短不一，常为1～1.5cm，有"拾卵"作用。

（二）解剖组织学

由浆膜层、肌层及黏膜层组成。

（1）浆膜层：即阔韧带上缘腹膜延伸包绕输卵管而成。

（2）肌层：为平滑肌，分外、中及内三层。外层纵行排列；中层环行，与环绕输卵管的血管平行；内层又称固有层，从间质部向外伸展1cm后，内层便呈螺旋状。肌层有节奏地收缩可引起输卵管由远端向近端的蠕动。

（3）黏膜层：由单层高柱状上皮组成。黏膜上皮可分纤毛细胞、无纤毛细胞、楔状细胞及未分化细胞。4种细胞具有不同的功能：纤毛细胞的纤毛摆动有助于输送卵子；无纤毛细胞可分泌过碘酸—雪夫反应（PAS）阳性的物质（糖原或中性黏多糖），又称分泌细胞；楔形细胞可能为无纤毛细胞的前身；未分化细胞又称游走细胞，为上皮的储备细胞。

输卵管肌肉的收缩和黏膜上皮细胞的形态、分泌及纤毛摆动均受卵巢激素影响，有周期性变化。

三、卵巢

卵巢是产生与排出卵子，并分泌甾体激素的性器官。

（一）形态

呈扁椭圆形，位于输卵管的后下方。以卵巢系膜连接于阔韧带后叶的部位称卵巢门，卵巢血管与神经由此出入卵巢。卵巢的内侧（子宫端）以卵巢固有韧带与子宫相连，外侧（盆壁端）以卵巢悬韧带（骨盆漏斗韧带）与盆壁相连。青春期以前，卵巢表面光滑；青春期开始排卵后，表面逐渐凹凸不平，表面呈灰白色。体积随年龄不同而变异较大，生殖年龄女性卵巢4cm×3cm×1cm大小，重5～6g，绝经后卵巢逐渐萎缩变小、变硬。

（二）解剖组织学

卵巢的表面无腹膜覆盖。卵巢表层为单层立方上皮即生发上皮，其下为一层纤维组织，称卵巢白膜。白膜下的卵巢组织，分皮质与髓质两部分：外层为皮质，其中含有数以万计的始基卵泡和发育程度不同的囊状卵泡，年龄越大，卵泡数越少，皮质层也变薄；髓质是卵巢的中心部，无卵泡，与卵巢门相连，含有疏松的结缔组织与丰富的血管与神经，并有少量平滑肌纤维与卵巢韧带相连接。

卵巢受交感神经和副交感神经支配。大部分交感神经来自伴同卵巢血管的神经丛，而小部分则来自围绕子宫动脉卵巢支的神经丛。卵巢还有丰富的无髓鞘神经纤维。这些神经纤维的大部分也是伴同血管的，仅是血管神经。其他部分则形成花环样，围绕正常的和闭锁的卵泡，并伸出许多微细的神经支。

第四节　邻近器官

女性生殖器官与输尿管（盆腔段）、膀胱以及乙状结肠、阑尾、直肠在解剖上相邻。当女性生殖器官病变时，可影响相邻器官，增加诊断与治疗上的困难，反之亦然。女性生殖器官的起始与泌尿系统相同，故女性生殖器官发育异常时，也可能伴有泌尿系统的异常。

（1）尿道：位于阴道上方，与阴道前壁相贴，长 4cm，直径 0.6cm。尿道开口于阴蒂下 2.5cm 处。尿道壁由肌层、勃起组织层及黏膜层组成，其内括约肌为不随意肌，外括约肌为随意肌，与会阴深横肌紧密相连。由于女性尿道较直而短，又接近阴道，易引起泌尿系统感染。

（2）膀胱：位于子宫及阴道上部的前面。膀胱后壁与宫颈、阴道前壁相邻，其间仅含少量疏松结缔组织，正常情况下，易分离。膀胱子宫陷凹腹膜前覆膀胱顶，后连子宫体浆膜层，故膀胱充盈与否，会影响子宫体的位置。

（3）输尿管：肾盂与膀胱之间的一对索状管道。输尿管下行进入骨盆入口时与骨盆漏斗韧带相邻；在阔韧带基底部潜行至宫颈外侧 2cm 处，潜于子宫动静脉下方（临床上喻之为"桥下有水"）；又经阴道侧穹隆上方绕前进入膀胱壁。在施行附件切除或子宫动脉结扎时，要避免损伤输尿管。

（4）直肠：自乙状结肠下部至肛门，全长 15～18cm，其前为子宫及阴道，后为骶骨。直肠上部有腹膜覆盖，至中部腹膜转向前方，覆盖子宫后面，形成直肠子宫陷凹，故直肠下部无腹膜。直肠下端为肛管，长 2～3cm，周围有肛门内、外括约肌，以及会阴体组织等。行妇科手术及分娩处理时均应注意避免损伤肛管、直肠。

（5）阑尾：阑尾通常位于右髂窝内，其根部连于盲肠的内侧壁，远端游离，长 7～9cm。阑尾的长短、粗细、位置变化颇大，有的阑尾下端可到达输卵管及卵巢处。妊娠期阑尾的位置亦可随子宫增大而逐渐向外上方移位。女性患阑尾炎时有可能累及输卵管及卵巢，应仔细鉴别诊断。

第二章 女性生殖生理及内分泌调节

女性一生的生殖生理功能与生殖内分泌功能变化息息相关。此章介绍的女性生殖生理特点及其生殖内分泌调节是诊断和处理女性生殖内分泌疾病的基础。

第一节 女性生殖生理特点

一、卵巢功能的兴衰

卵巢的生理功能是产生卵子和女性激素（雌二醇和黄体酮），两种功能与卵巢内连续、周而复始的卵泡发育成熟、排卵和黄体形成相伴随，成为卵巢功能期不可分割的整体活动。在女性一生中，卵巢的大小和功能根据促性腺激素的强度有所变化，其功能的兴衰还与卵巢本身所含卵子的数量及伴随排卵的卵泡消耗有关。女性一生卵巢功能的兴衰，按胎儿期、新生期、儿童期、成人期4个时期分述。

1. 胎儿期

人类胎儿期卵巢的发生分4个阶段，包括：①性腺未分化阶段；②性腺分化阶段；③卵原细胞有丝分裂及卵母细胞形成；④卵泡形成阶段。

（1）性腺未分化阶段：在胚胎的第5周，中肾之上的体腔上皮及其下方的间充质增生，凸向腹腔形成生殖嵴。生殖嵴的上皮细胞向内增生伸入间充质（髓质），形成指状上皮索即原始生殖腺索，此为性腺内支持细胞的来源，此后原始生殖索消失。原始生殖细胞来自卵黄囊壁内，胚胎第4周仅有1000～2000个细胞，胚胎第6周移行到生殖嵴。

生殖细胞在移行过程中增殖，至胚胎第6周原始生殖细胞有丝分裂至10000个，至胚胎第6周末性腺含有生殖细胞和来自体腔上皮的支持细胞及生殖嵴的间充质；生殖细胞是精子和卵子的前体，此时性腺无性别差异，称为原始性腺。

（2）性腺分化阶段：胚胎第6～8周，性腺向睾丸或向卵巢分化取决于性染色体。Y染色体上存在一个性别决定区（Sex-determining Region on the Y chromosome，SRY），它使原始性腺分化为睾丸。当性染色体为XX时，体内无决定睾丸分化的基因，原始性腺在胚胎第6～8周向卵巢分化，生殖细胞快速有丝分裂为卵原细胞，为卵巢分化的第一征象；至16～20周卵原细胞达到600万～700万个。

（3）卵母细胞形成：胚胎11～12周，卵原细胞开始进入第一次减数分裂，此时卵原细胞转变为卵母细胞。至出生时，全部卵母细胞处减数分裂前期的最后阶段——双线期，并停留在此阶段；抑制减数分裂向前推进的因子可能来自颗粒细胞。卵母细胞减数分裂的激活第一次是在排卵时（完成第一次减数分裂），第二次是在精子穿入时（完成第二次减数分裂）。卵母细胞经历二次减数分裂，每次排出一个极体，最后形成成熟卵细胞。

（4）卵泡形成阶段：第18～20周卵巢髓质血管呈指状，逐渐伸展凸入卵巢皮质。随着血管的侵入，皮质细胞团被分割成越来越小的片段。随血管进入的血管周围细胞（间充质或上皮来源为颗粒细胞前体）包绕卵母细胞形成始基卵泡；始基卵泡形成过程与卵母细胞减数分裂是同步的，出生时所有处在减数分裂双线期的卵母细胞均以始基卵泡的形式存在。但卵母细胞一旦被颗粒细胞前体包绕，卵泡即以固定速率进入自主发育和闭锁的轨道。

至出生时卵巢内生殖细胞总数下降至 100 万～200 万个，生殖细胞的丢失发生在生殖细胞有丝分裂、减数分裂各个阶段以及最后卵泡形成阶段。染色体异常将促进生殖细胞的丢失，一条 X 染色体缺失（45，X）者的生殖细胞移行及有丝分裂均正常，但卵原细胞不能进入减数分裂，致使卵原细胞迅速丢失，出生时卵巢内无卵泡，性腺呈条索状。

2．新生儿期

出生时卵巢直径 1cm，重量 250～350mg，皮质内几乎所有的卵母细胞均包含在始基卵泡内。可以看到不同发育程度的卵泡，卵巢可呈囊性，这是因为出生后 1 年内垂体促性腺素中的卵泡刺激素持续升高对卵巢的刺激，出生 1～2 年促性腺激素水平下降至最低点。

3．儿童期

儿童期的特点是血浆垂体促性腺激素水平低下，下丘脑功能活动处抑制状态，垂体对促性腺激素释放激素不反应。但是儿童期卵巢并不是静止的，卵泡仍以固定速率分期分批自主发育和闭锁。当然，由于缺乏促性腺素的支持，卵泡经常是发育到窦前期即闭锁；因此，此期卵泡不可能有充分的发育和功能表现。但卵泡闭锁使卵泡的残余细胞加入到卵巢的间质部分，并使儿童期卵巢增大。

4．成年期（青春期—生殖期—围绝经期—绝经后期）

至青春期启动时，生殖细胞下降到 30 万～50 万个。在以后 35～40 年的生殖期，将有 400～500个卵泡被选中排卵，每一个卵泡排卵将有 1000 个卵泡伴随生长，随之闭锁丢失。至绝经期卵泡仅剩几百个，在绝经前的最后 10～15 年，卵泡丢失加速，这可能与该期促性腺素逐渐升高有关。

在女性生殖期，由卵泡成熟、排卵及黄体形成组成的周而复始活动是下丘脑—垂体—卵巢之间相互作用的结果；下丘脑神经激素、垂体促性腺素及卵泡和黄体产生的甾体激素，以及垂体和卵巢的自分泌/旁分泌共同参与排卵活动的调节。

二、女性一生各阶段的生理特点

女性一生根据生理特点可按年龄划分为新生儿期、儿童期、青春期、性成熟期、围绝经期、绝经后期及老年期 6 个阶段。掌握女性各个生理阶段的特点，对各个生理时期的生殖健康保健十分重要。

1．新生儿期

出生后 4 周内称新生儿期。女性胎儿在母体内受胎盘及母体性腺所产生的女性激素影响，出生时新生儿可见外阴较丰满，乳房隆起或有少许泌乳，出生后脱离胎盘循环，血中女性激素水平迅速下降，可出现少量阴道流血。这些生理变化短期内均自然消退。

2．儿童期

从出生 4 周到 12 岁左右称儿童期。此期生殖器由于无性激素作用，呈幼稚型，阴道狭长，占子宫全长的 2/3，子宫肌层薄。在儿童期后期（8 岁以后），下丘脑促性腺激素释放激素（GnRH）抑制状态解除，GnRH 开始分泌，垂体合成和分泌促性腺激素，卵巢受垂体促性腺激素作用开始发育并分泌雌激素。在雌激素作用下逐步出现第二性征发育和女性体态；卵巢内卵泡在儿童期由于自主发育和后期在促性腺激素的作用下耗损，至青春期生殖细胞下降至 30 万个。

3. 青春期

自第二性征开始发育至生殖器官逐渐发育成熟获得生殖能力（性成熟）的一段生长发育期。世界卫生组织（WHO）将青春期年龄定为 10～19 岁。这一时期的生理特点如下。

（1）第二性征发育和女性体态：乳房发育是青春期的第一征象（平均 9.8 岁），以后阴毛、腋毛生长（平均 10.5 岁）；至 13～14 岁女孩第二性征发育基本达成年型。骨盆横径发育大于前后径；脂肪堆积于胸部、髋部、肩部形成女性特有体态。

（2）生殖器官发育（第一性征）由于促性腺激素作用卵巢逐渐发育增大，卵泡发育开始和分泌雌激素，促使内、外生殖器开始发育。外生殖器从幼稚型变为成人型，大小阴唇变肥厚，色素沉着，阴阜隆起，阴毛长度和宽度逐渐增加，阴道黏膜变厚并出现皱襞，子宫增大，输卵管变粗。

（3）生长突增：在乳房发育开始 2 年以后（11～12 岁），女孩身高增长迅速，每年增高 5～7cm，最快可达 11cm，这一现象称生长突增。与卵巢在促性腺激素作用下分泌雌激素，以及与生长激素、胰岛素样生长因子的协同作用有关。直至月经来潮后，生长速度减缓；与此时卵巢分泌的雌激素量增多，具有促进骨骺愈合的作用有关。

（4）月经来潮：女孩第一次月经来潮称月经初潮，为青春期的一个里程碑。标志着卵巢产生的雌激素已足以使子宫内膜增殖，在雌激素达到一定水平而有明显波动时，引起子宫内膜脱落即出现月经。月经初潮为卵巢具有产生足够雌激素能力的表现，但由于此时中枢对雌激素的正反馈机制尚未成熟，因而卵泡即使能发育成熟也不能排卵。因此，初潮后一段时期内因排卵机制未臻成熟，月经一般无一定规律，甚至可反复发生无排卵性功能失调性子宫出血。

（5）生殖能力：规律的周期性排卵是女性性成熟并获得生殖能力的标志。多数女孩在初潮后需 2～4 年建立规律性周期性排卵，此时女孩虽已初步具有生殖能力，但整个生殖系统的功能尚未完善。

4. 性成熟期

性成熟期一般在 18 岁左右开始，历时 30 年。每个生殖周期生殖器官各部及乳房在卵巢分泌的性激素周期性作用下发生利于生殖的周期性变化。

5. 围绝经期

1994 年世界卫生组织将围绝经期定义为始于卵巢功能开始衰退直至绝经后一年内的一段时期。卵巢功能开始衰退一般始于 40 岁以后，该期以无排卵月经失调为主要症状，可伴有阵发性潮热、出汗等，历时短至 1～2 年，长至 10 余年；若长时间无排卵，子宫内膜长期暴露于雌激素作用，而无孕激素保护，故此时期妇女为子宫内膜癌的高发人群。至卵巢功能完全衰竭时，则月经永久性停止，称绝经。中国妇女的平均绝经年龄为 50 岁。

绝经后卵巢内卵泡发育及雌二醇的分泌停止，此期因体内雌激素的急剧下降，血管舒缩症状加重，并可出现神经精神症状；表现为潮热、出汗，情绪不稳定、不安、抑郁或烦躁、失眠等。

6. 绝经后期及老年期

绝经后期是指绝经一年后的生命时期。绝经后期的早期虽然卵巢内卵泡耗竭，卵巢分泌雌激素的功能停止，但卵巢间质尚有分泌雄激素功能，此期经雄激素外周转化的雌酮成为循环中的主要雌激素。肥胖者雌酮转化率高于消瘦者。由于绝经后体内雌激素明显下降，特别是循环中雌二醇降低，出现低雌激素相关症状及疾病，如心血管疾病、骨矿含量丢失等。但由于雌酮升高，以及其对子宫内膜的持续刺激作用，该期仍可能发生子宫内膜癌。妇女 60 岁以后机体逐渐老化，进入老年期。卵巢间质的内分泌功能逐渐衰退，生殖器官渐萎缩，此时骨质疏松症甚至骨折发生率增加。

第二节　女性生殖内分泌调节

在脑部存在两个调节生殖功能的部位，即下丘脑和垂体。多年来的科学研究已揭示了下丘脑—垂体—卵巢激素的相互作用与女性排卵周期性的动态关系。这种动态关系涉及下丘脑—垂体生殖激素对卵巢功能的调节，以及卵巢激素对下丘脑—垂体分泌生殖激素的反馈调节，此为下丘脑—垂体—卵巢（Hypothalamus-Pituitary-Ovary，H-P-O）的内分泌调节轴。近年研究还发现垂体和卵巢的自分泌/旁分泌在卵巢功能的调节中起重要作用。

在女性生殖周期中，卵巢激素的周期性变化对生殖器官的作用使生殖器官出现有利于生殖的周期性变化。在灵长类，雌性生殖周期若未受孕，则最明显的特征是周期性的子宫内膜脱落所引起的子宫周期性出血，称月经。因而，灵长类雌性生殖周期也称月经周期。

中枢生殖调节激素

中枢生殖调节激素包括下丘脑和腺垂体分泌的与生殖调节有关的激素。

（一）下丘脑促性腺激素释放激素

（1）化学结构：GnRH 是控制垂体促性腺激素分泌的神经激素，其化学结构由 10 个氨基酸（焦谷氨酸、组氨酸、色氨酸、丝氨酸、酪氨酸、甘氨酸、亮氨酸、精氨酸、脯氨酸及甘氨酸）组成。

（2）产生部位及运输：GnRH 主要是由下丘脑弓状核的 GnRH 神经细胞合成和分泌。GnRH 神经元分泌的 GnRH 经垂体门脉血管输送到腺垂体。

（3）GnRH 的分泌特点及生理作用：下丘脑 GnRH 的生理分泌呈持续的脉冲式节律分泌，其生理作用为调节垂体 FSH 和 LH 的合成和分泌。

（4）GnRH 分泌调控：GnRH 的分泌受来自血流的激素信号的调节，如垂体促性腺激素和性激素的反馈调节，包括促进作用的正反馈和抑制作用的负反馈。控制下丘脑 GnRH 分泌的反馈有长反馈、短反馈和超短反馈。长反馈是指性腺分泌到循环中的性激素的反馈作用；短反馈是指垂体激素的分泌对下丘脑 GnRH 分泌的负反馈；超短反馈是指 GnRH 对其本身合成的抑制。另外，来自中枢神经系统更高中枢的信号还可以通过多巴胺、去甲肾上腺素、儿茶酚胺、内啡肽及五羟色胺和褪黑素等一系列神经递质调节 GnRH 的分泌。

（二）垂体生殖激素

腺垂体分泌的直接与生殖调节有关的激素有促性腺激素和泌乳素。

（1）促性腺激素：包括（促卵泡激素）FSH 和（促黄体生成素）LH，它们是由腺垂体促性腺激素细胞分泌的。FSH 和 LH 均为由 α 和 β 两个亚基组成的糖蛋白激素，LH 的相对分子量为 28000，FSH 的相对分子量为 33000。FSH、LH、HCG 和 TSH 4 种激素的 α 亚基完全相同、β 亚基不同。α

亚基和β亚基均为激素活性所必需的，单独的α亚基或β亚基不具有生物学活性，只有两者结合形成完整的分子结构才具有活性。

（2）泌乳素：主要由垂体前叶催乳素细胞合成分泌，泌乳素细胞占垂体细胞总数的1/3～1/2。另外，子宫内膜的蜕膜细胞或蜕膜样间质细胞也可分泌少量的催乳素。催乳素能影响下丘脑—垂体—卵巢轴，正常水平的催乳素对卵泡的发育非常重要。过高的催乳素水平会抑制GnRH、LH和FSH的分泌，抑制卵泡的发育和排卵，导致排卵障碍。因此，高催乳素血症患者会出现月经稀发和闭经。

垂体催乳素的分泌主要受下丘脑分泌的激素或因子调控。多巴胺是下丘脑分泌的最主要的催乳素抑制因子，它与催乳素细胞上的D_2受体结合后发挥作用。多巴胺能抑制催乳素mRNA的表达、催乳素的合成及分泌，它是目前已知的最强的催乳素抑制因子。一旦下丘脑多巴胺分泌减少或下丘脑—垂体间多巴胺转运途径受阻，就会出现高催乳素血症。下丘脑分泌的催乳素释放因子包括促甲状腺素释放激素（TRH）、血管升压素、催产素等。TRH能刺激催乳素mRNA的表达，促进催乳素的合成与分泌。原发性甲状腺功能减退者发生的高催乳素血症就与患者体内的TRH升高有关。血管升压素和催产素对催乳素分泌的影响很小，可能不具有临床意义。

许多生理活动都可影响体内的催乳素水平。睡眠后催乳素分泌显著增加，直到睡眠结束。醒后分泌减少。一般来说，人体内催乳素水平在早晨5:00～7:00最高，9:00～11:00最低，下午较上午高。精神状态也影响催乳素的分泌，激动或紧张时催乳素分泌显著增加。另外，高蛋白饮食、性交和哺乳等也可使催乳素分泌增加。

（三）卵巢生理周期及调节

1．卵泡的发育

近年来随着生殖医学的发展，人们对卵泡发育的过程有了进一步的了解。目前认为卵泡的发育成熟过程跨越的时间很长，仅从有膜的窦前卵泡发育至成熟卵泡就需要85天。

始基卵泡直径30μm，由一个卵母细胞和一层扁平颗粒细胞组成。新生儿两侧卵巢内共有100万～200万个始基卵泡，青春期启动时有20万～40万个始基卵泡。性成熟期每月有一个卵泡发育成熟，女性一生中共有400～500个始基卵泡最终发育成成熟卵泡。

初级卵泡是由始基卵泡发育而来的，直径＞6μm，此期的卵母细胞增大，颗粒细胞也由扁平变为立方形，但仍为单层。初级卵泡的卵母细胞和颗粒细胞之间出现了一层含糖蛋白膜，称为透明带。透明带是由卵母细胞和颗粒细胞共同分泌形成的。

初级卵泡进一步发育，形成次级卵泡。次级卵泡的直径＜120μm，由卵母细胞和多层颗粒细胞组成。

初级卵泡和次级卵泡均属窦前卵泡。随着次级卵泡的进一步发育，卵泡周围的间质细胞生长分化成卵泡膜，卵泡膜分为内泡膜层和外泡膜层两层。Gougen根据卵泡膜内层细胞和颗粒细胞的生长，把有膜卵泡的生长分成8个等级，具体如下。

次级卵泡在第一个月经周期的黄体期进入第1级，1级卵泡仍为窦前卵泡。25天后在第二个月经周期的卵泡期发育成2级卵泡，此时颗粒细胞间积聚的卵泡液增加融合成卵泡腔，因此这种卵泡被称为窦腔卵泡，从此以后的卵泡均为窦腔卵泡。卵泡液中含有丰富的类固醇激素、促性腺激素和生长因子，它们对卵泡的发育具有极其重要的意义。20天后在黄体期末转入第3级，14天后转入第4级，4级卵泡直径2mm。10天后，在第三个月经周期的黄体晚期转入第5级。5级卵泡为卵泡募集的对象，被募集的卵泡从此进入第6、7、8级，每级之间间隔5天。

（1）初始募集：静止的始基卵泡进入到卵泡生长轨道的过程称为初始募集，初始募集的具体机制尚不清楚。目前认为静止的始基卵泡在卵巢内同时受到抑制因素和刺激因素的影响，当刺激因素占上风时就会发生初始募集。FSH水平升高可导致初始募集增加，这说明FSH能刺激初始募集的发生。但是始基卵泡上没有FSH受体，因此FSH对初始募集的影响可能仅是一种间接影响。

一些局部生长因子在初始募集的启动中可能起关键作用，如生长分化因子-9（Growth Differentiation Fartor-9，GDF-9）和kit配体等。GDF-9是转化生长因子/激活素家族中的一员，它由卵母细胞分泌，对卵泡的初始募集至关重要。GDF-9发生基因突变时，始基卵泡很难发展到初级卵泡。kit配体是由颗粒细胞分泌的，它与卵母细胞和颗粒细胞上的kit受体结合。kit配体是初始募集发生的关键因子之一。

（2）营养生长阶段：从次级卵泡到4级卵泡的生长过程很缓慢，次级卵泡及其以后各期卵泡的颗粒细胞上均有FSH、雌激素和雄激素受体。泡膜层也是在次级卵泡期形成，泡膜细胞上有LH受体。由于卵泡上存在促性腺激素受体，所以促性腺激素对该阶段的卵泡生长也有促进作用。

不过促性腺激素对该阶段卵泡生长的影响较小。即使没有促性腺激素的影响，卵泡也可以发展成早期窦腔卵泡。与促性腺激素水平正常时的情况相比，缺乏促性腺激素时卵泡生长得更慢，生长卵泡数更少。

由于该阶段卵泡的生长对促性腺激素的依赖性很小，可能更依赖卵巢的局部调节，如胰岛素样生长因子和转化生长因子β等，因此Gougeon称其为营养生长阶段。

（3）周期募集：在黄体晚期，生长卵泡发育成直径2～5mm的5级卵泡。绝大部分5级卵泡将发生闭锁，只有少部分5级卵泡在促性腺激素（主要是FSH）的作用下，可以继续生长发育并进入到下个月经周期的卵泡期。这种少部分5级卵泡被募集到继续生长的轨道的过程，就称为周期募集。

4级卵泡以后的各级卵泡的生长对促性腺激素的依赖很大，如果促性腺激素水平比较低，这些卵泡将发生闭锁。另外，雌激素也能促进这些卵泡的生长，因此雌激素有抗卵泡闭锁的作用。在青春期前也有卵泡生长，但是由于促性腺激素水平低，这些生长卵泡在周期募集发生前都闭锁了。在青春期启动后下丘脑—垂体—卵巢轴被激活，促性腺激素分泌增加，周期募集才开始成为可能。

在黄体晚期，黄体功能减退，雌孕激素水平下降，促性腺激素水平轻度升高。在升高的促性腺激素的作用下，一部分5级卵泡被募集，从而可以继续生长。由此可见，周期募集的关键因素是促性腺激素。

（4）促性腺激素依赖生长阶段：周期募集后的卵泡的生长依赖促性腺激素，目前认为5级以后卵泡的生长都需要一个最低水平的FSH，即"阈值"。只有FSH水平达到或超过阈值时，卵泡才能继续生长，否则卵泡将闭锁。因此5级及其以后的卵泡生长阶段被称为促性腺激素依赖生长阶段。雌激素对该阶段卵泡的生长也有促进作用，雌激素可使卵泡生长所需的FSH阈值水平降低。

（5）优势卵泡的选择：周期募集的卵泡有多个，但是最终只有一个卵泡发育为成熟卵泡并发生排卵。这个将来能排卵的卵泡被称为优势卵泡，选择优势卵泡的过程称为优势卵泡的选择。

优势卵泡的选择发生在卵泡早期（月经周期的第 5~7 天）。目前认为优势卵泡的选择与雌激素的负反馈调节有关，优势卵泡分泌雌激素的能力强，其卵泡液中的雌激素水平高。一方面，雌激素能在卵泡局部协同 FSH，促进颗粒细胞的生长，提高卵泡对 FSH 的敏感性。另一方面，雌激素对垂体 FSH 的分泌具有负反馈抑制作用，使循环中的 FSH 水平下降。卵泡中期，随着卵泡的发育和雌激素分泌的增加，FSH 分泌减少。优势卵泡分泌雌激素能力强，对 FSH 敏感，因此，其生长对 FSH 的依赖较小，可继续发育。分泌雌激素能力低的卵泡，其卵泡液中的雌激素水平低，对 FSH 不敏感，生长依赖于高水平的 FSH，FSH 水平下降时它们将闭锁。

（6）排卵：成熟卵泡也被称为 Graffian 卵泡，直径可达 20mm 以上。成熟卵泡破裂，卵母细胞排出，这个过程称为排卵。排卵发生在卵泡晚期，此时雌二醇水平迅速上升并达到峰值，该峰值水平可达 350pg/mL 以上。高水平的雌二醇对下丘脑—垂体产生正反馈，诱发垂体 LH 峰性分泌，形成 LH 峰。LH 峰诱发排卵，在 LH 峰出现 36 小时后发生排卵。

排卵需要黄体酮和前列腺素。排卵前的 LH 峰诱导颗粒细胞产生孕激素受体，孕激素受体缺陷者存在排卵障碍，这说明孕激素参与排卵的调节。排卵前的 LH 峰激活环氧合酶（Cyclooxygenase-2，COX-2）的基因表达，COX-2 合成增加，前列腺素生成增多。前列腺素缺乏会导致排卵障碍，这说明前列腺素也参与排卵的调节。

排卵过程的具体机制尚不清楚，下面把目前的一些认识做一简介。LH 峰激活卵丘细胞和颗粒细胞内的透明质酸酶的基因表达，透明质酸酶的增加使卵丘膨大，目前认为卵泡膨大是排卵的必要条件之一。LH 峰还激活溶酶体酶，在溶酶体酶的作用下排卵斑形成。孕激素的作用是激活排卵相关基因的转录，前列腺素参与排卵斑的形成过程。排卵斑破裂是蛋白水解酶作用的结果，这些酶包括纤溶酶原激活物和基质金属蛋白酶等。

（7）卵泡闭锁：在每一个周期中都有许多卵泡生长发育。但是，最终每个月只有一个卵泡发育为成熟卵泡并排卵，其余的绝大多数（99.9%）卵泡都闭锁了。在卵泡发育的各个时期都可能发生卵泡闭锁。卵泡闭锁属于凋亡范畴，一些生长因子和促性腺激素参与其中。

2. 卵母细胞的变化

在卵泡发育的过程中，卵母细胞也发生了重大变化。随着卵泡的增大，卵母细胞的体积也不断增大。始基卵泡的卵母细胞为处于减数分裂前期 I 的初级卵母细胞，LH 峰出现后进入到减数分裂中期 I，排卵前迅速完成第一次减数分裂，形成 2 个子细胞——次级卵母细胞和第一极体。次级卵母细胞很快进入到减数分裂中期 II，且停止于该期。直到受精后才会完成第二次减数分裂。

3. 卵泡发育的调节

FSH 是促进卵泡发育的主要因子之一，窦前期卵泡和窦腔卵泡的颗粒细胞膜上均有 FSH 受体，FSH 本身能上调 FSH 受体的基因表达。FSH 能刺激颗粒细胞的增殖，激活颗粒细胞内的芳香化酶。另外，FSH 还能上调颗粒细胞上 LH 受体的基因表达。LH 受体分布于卵泡膜细胞和窦期卵泡的颗粒细胞上，它对卵泡的生长发育也很重要。LH 的主要作用是促进卵泡膜细胞合成雄激素，后者是合成雌激素的前体。

雌激素参与卵泡生长发育各个环节的调节，颗粒细胞和卵泡膜细胞均为雌激素的靶细胞。雌激素能刺激颗粒细胞的有丝分裂，促进卵泡膜细胞上 FSH 受体和 LH 受体的基因表达。雌激素在窦腔形成和优势卵泡选择的机制中居重要地位。雄激素在卵泡发育中的作用目前尚不清楚，但临床上有证据提示，雄激素过多可导致卵泡闭锁。

（四）卵巢的自分泌/旁分泌

卵泡内还有许多蛋白因子，如抑制素、激活素、胰岛素样生长因子等，它们也参与卵泡发育的调节，但是具体作用还有待于进一步的研究。

（1）抑制素、激活素和卵泡抑素：属同一家族的肽类物质，由颗粒细胞在 FSH 作用下产生。抑制素是抑制垂体 FSH 分泌的重要因子。激活素的作用是刺激 FSH 释放，在卵巢局部起增强 FSH 的作用。卵泡抑素可以通过与激活素的结合抑制 FSH 的活性。

抑制素由 α、β 两个亚单位组成，其中 β 亚单位主要有两种，即 βA 和 βB。α 亚单位和 βA 亚单位组成的抑制素称为抑制素 A（αβA），α 亚单位和 βB 亚单位组成的抑制素称为抑制素 B（αβB）。激活素是由构成抑制素的 β 亚单位两两结合而成，由两个 βA 亚单位组成的称为激活素 A（βAβA），由两个 βB 亚单位组成的称为激活素 B（βBβB），由一个 βA 亚单位和一个 βB 亚单位组成的称为激活素 AB（βAβB）。近年又有一些少见的 β 亚单位被发现，目前尚不清楚它们的分布和作用。

在整个卵泡期抑制素 A 水平都很低，随着 LH 的出现，抑制素 A 的水平也开始升高，黄体期达到峰值，其水平与黄体酮水平平行。黄体晚期抑制素水平很低，此时 FSH 水平升高，5 级卵泡募集。卵泡早期，FSH 水平升高，激活素和抑制素 B 水平也升高。卵泡中期抑制素 B 达到峰值，此时由于卵泡的发育和抑制素 B 水平的升高，FSH 水平下降，因此发生了优势卵泡的选择。优势卵泡主要分泌抑制素 A。排卵后，黄体形成，黄体主要分泌激活素 A 和抑制素 A。因此卵泡晚期和黄体期，抑制素 B 水平较低。绝经后，卵泡完全耗竭，抑制素分泌也停止。除卵巢外，体内其他一些组织器官也分泌激活素，因此绝经后妇女体内的激活素水平没有明显的变化。由于抑制素 B 主要由早期卵泡分泌，因此它可以作为评估卵巢储备功能的指标。同样的道理，抑制素 A 可以作为评估优势卵泡发育情况的指标。

（2）胰岛素样生长因子（Insulin-Like growth Factor，IGF）：为低分子量的单链肽类物质，其结构和功能与胰岛素相似，故称之。IGF 有两种：IGF-Ⅰ 和 IGF-Ⅱ。循环中的 IGF-Ⅰ 由肝脏合成（生长激素依赖），通过循环到达全身各组织发挥生物效应。近年来，大量研究表明，体内多数组织能合成 IGF-Ⅰ，其产生受到生长激素或器官特异激素的调节。卵巢产生的 IGF 量仅次于子宫和肝脏。在卵巢，IGF 产生于卵泡颗粒细胞和卵泡膜细胞，促性腺素对其产生具有促进作用。

IGF 对卵巢的作用已经阐明，IGF 受体在人卵巢的颗粒细胞和卵泡膜细胞均有表达。已证明促性腺素对卵泡膜和颗粒细胞产生 IGF-Ⅰ 有促进作用，包括颗粒细胞增殖、芳香化酶活性、LH 受体合成及抑制素的分泌。IGF-Ⅱ 对颗粒细胞有丝分裂也有刺激作用。在人类卵泡细胞，IGF-Ⅰ 协同 FSH 刺激蛋白合成和类固醇激素合成。在颗粒细胞上出现 LH 受体时，IGF-Ⅰ 能提高 LH 的促黄体酮合成作用及刺激颗粒细胞黄体细胞的增殖。IGF-Ⅰ 与 FSH 协同促进排卵前卵泡的芳香化酶活性。因此，IGF-Ⅰ 对卵巢雌二醇和黄体酮的合成均具有促进作用。另外，IGF-Ⅰ 的促卵母细胞成熟和促受精卵卵裂的作用在动物实验中得到证实；离体实验表明，IGF-Ⅰ 对人未成熟卵具有促成熟作用。

有 6 种 IGF 结合蛋白（Insnlin-like Growth Factor Binding Proteins，IGFBPs），即 IGFBP-1～IGFBP-6，其作用是与 IGF 结合，调节 IGF 的作用。游离状态的 IGF 具有生物活性，与 IGFBPs 结合的 IGF 无生物活性。另外，IGFBPs 对细胞还具有与生长因子无关的直接作用。卵巢局部产生的 IGFBP 其基本功能是通过在局部与 IGF 结合，从而降低 IGF 的活性。

IGF 的局部活性还可受到蛋白水解酶的调节，蛋白水解酶可调节 IGFBPs 的活性。雌激素占优势的卵泡液中 IGFBP-4 浓度非常低；相反，雄激素占优势的卵泡液中有高浓度的 IGFBP-4。蛋白水解酶可降低 IGFBP 的活性及提高 IGF 的活性，这是保证优势卵泡正常发育的另一机制。

（3）抗米勒激素：由颗粒细胞产生，具有抑制卵母细胞减数分裂和直接抑制颗粒细胞和黄体细胞增殖的作用，并可抑制 EGF 刺激的细胞增殖。

（4）卵母细胞成熟抑制因子（Oocyte Maturation Inhibitor，OMI）：由颗粒细胞产生，具有抑制卵母细胞减数分裂的作用，卵丘的完整性是其活性的保证，LH 排卵峰能克服或解除其抑制作用。

（5）内皮素-1（Endothelin-1）：是肽类物质，产生于血管内皮细胞，以前称之为黄素化抑制因子；具有抑制 LH 促进的黄体酮分泌的作用。

（五）黄体

排卵后卵泡壁塌陷，卵泡膜内的血管和结缔组织伸入到颗粒细胞层。在 LH 的作用下，颗粒细胞继续增大，空泡化，积聚黄色脂质，形成黄色的实体结构，称为黄体。颗粒细胞周围的卵泡膜细胞也演化成卵泡膜黄体细胞，成为黄体的一部分。如不受孕，黄体仅维持 14 天，以后逐渐被结缔组织取代，形成白体。受孕后黄体可维持 6 个月，以后也将退化成白体。

LH 是黄体形成的关键因素，研究表明，它对黄体维持也有重要的意义。在黄体期，黄体细胞膜上的 LH 受体数先进行性增加，以后再减少。但是即使在黄体晚期，黄体细胞上也含有大量的 LH 受体。缺少 LH 时，黄体酮分泌会明显减少。

在非孕期，黄体的寿命通常只有 14 天左右。非孕期黄体退化的机制目前尚不清楚，用 LH 及其受体的变化无法解释。有医生认为可能与一些调节细胞凋亡的基因有关。

下丘脑—垂体—卵巢轴激素的相互关系：下丘脑—垂体—卵巢轴是一个完整而协调的神经内分泌系统。下丘脑通过分泌 GnRH 调节垂体 LH 和 FSH 的释放，从而控制性腺发育和性激素的分泌。卵巢在促性腺激素作用下，发生周期性排卵并伴有卵巢性激素分泌的周期性变化；而卵巢性激素对中枢生殖调节激素的合成和分泌又具有反馈调节作用，从而使循环中 LH 和 FSH 呈密切相关的周期性变化。

性激素反馈作用于中枢使下丘脑 GnRH 和垂体促性腺激素合成或分泌增加时，称正反馈；反之，使下丘脑 GnRH 和垂体促性腺激素合成或分泌减少时，称负反馈。

循环中雌激素低于 200pg/mL 时对垂体 FSH 的分泌起抑制作用（负反馈）。因此，在卵泡期随卵泡发育，由于卵巢分泌雌激素的增加，垂体释放 FSH 受到抑制，使循环中 FSH 下降。当卵泡发育接近成熟，卵泡分泌雌激素使循环中雌激素达到高峰。循环中雌激素浓度达到或高于 200pg/mL 时，即刺激下丘脑 GnRH 和垂体 LH、FSH 大量释放（正反馈），形成循环中的 LH、FSH 排卵峰。然后成熟卵泡在 LH、FSH 排卵峰的作用下排卵，继后黄体形成，卵巢不仅分泌雌激素，还分泌黄体酮。黄体期无论是垂体 LH 和 FSH 的释放还是合成均受到抑制作用，使循环中 LH、FSH 下降，卵泡发育受限制；黄体萎缩时，由于循环中雌激素和孕激素水平下降，故 LH、FSH 又回升。可见下丘脑—垂体—卵巢轴分泌的激素的相互作用是女性生殖周期运转的机制，卵巢是调节女性生殖周期的重要环节。若未受孕，卵巢黄体萎缩，致使子宫内膜失去雌、孕激素的支持而萎缩、坏死，引起子宫内膜脱落和出血。因此月经来潮是一个生殖周期生殖的失败及一个新的生殖周期开始的标志。

第三节　子宫内膜及其他生殖器官的周期性变化

卵巢周期中，卵巢分泌的雌、孕激素作用于子宫内膜及生殖器官，使其发生支持生殖的周期性变化。

一、子宫内膜周期性变化及月经

（一）子宫内膜的组织学变化

子宫内膜在解剖结构上分为基底层和功能层。基底层靠近子宫肌层，对月经周期中激素变化没有反应；功能层是由基底层再生的增殖带，在月经周期受卵巢雌、孕激素的序贯作用发生周期性变化，若未受孕则功能层在每一周期最后脱落伴子宫出血，临床上表现为月经来潮。以下以月经周期为 28 天为例来描述子宫内膜的组织学形态变化。

1. 增殖期

子宫内膜受雌激素影响，内膜的各种成分包括表面上皮、腺体和腺上皮、间质及血管均处在一个增殖生长过程，称为增殖期。与卵巢的卵泡期相对应，子宫内膜的增殖期一般持续 2 周，生理情况下可有 10～20 天波动。子宫内膜厚度自 0.5mm 增加到 3.5～5.0mm，以腺体增殖反应最为明显。根据增殖程度一般将其分为早、中和晚期增殖 3 个阶段。增殖期早期（28 天周期的第 4～7 天），腺体狭窄呈管状，内衬低柱状上皮，间质细胞梭形，排列疏松，胞质少，螺旋小动脉位于内膜深层。增殖期中期（28 天周期的第 8～10 天），腺体迅速变长而扭曲，腺上皮被挤压呈高柱状，螺旋小动脉逐渐发育，管壁变厚。增殖晚期（28 天周期的第 11～14 天），相当于卵泡期雌激素分泌高峰期，子宫内膜雌激素浓度也达高峰，子宫内膜腺体更加弯曲，腺上皮细胞拥挤，致使细胞核不在同一平面而形成假复层，此时腺体向周围扩张，可与邻近腺体紧靠，朝内膜腔的子宫内膜表面形成一层连续的上皮层，含致密的细胞成分的内膜基质此时因水肿变疏松。内膜功能层上半部，间质细胞胞质中含极丰富的 RNA，而下半部的间质细胞仅含少量 RNA，此两部分以后分别成为致密层和海绵层，螺旋小动脉在此期末到达子宫内膜表面的上皮层之下，并在此形成疏松的毛细管网。雌激素作用的子宫内膜生长的另一重要特征是纤毛和微绒毛细胞增加；纤毛发生在周期的第 7～8 天，随着子宫内膜对雌激素反应性增加，围绕腺体开口的纤毛细胞增加，对内膜分泌期的分泌活动十分重要；细胞表面绒毛的生成也是雌激素作用的结果，绒毛是细胞质的延伸，起到增加细胞表面营养物质交换的作用。增殖期是以有丝分裂活动为特征，细胞核 DNA 增加，胞质 RNA 合成增加，在子宫的上 2/3 段的子宫内膜功能层即胚泡常见的着床部位最为明显。

2. 分泌期

排卵后，子宫内膜除受雌激素影响外，主要受黄体分泌的黄体酮的作用；子宫内膜尽管仍受到雌激素的作用，但由于黄体酮的抗雌激素作用，使子宫内膜的总高度限制在排卵前范围（5～6mm）。上皮的增殖在排卵后 3 天停止，内膜内其他各种成分在限定的空间内继续生长，导致腺体进行性弯曲及螺旋动脉高度螺旋化。另外，黄体酮作用的另一重要特征是使子宫内膜的腺体细胞出现分泌活动，故称为分泌期。根据腺体分泌活动的不同阶段，将分泌期分为早、中和晚期三个阶段。分泌期早期（28 天周期的第 16～19 天），50% 以上的腺上皮细胞核下的细胞质内出现含糖原的空泡，称核下空泡，为分泌早期的组织学特征。分泌期中期（28 天周期的第 20～23 天），糖原空泡自细胞核下逐渐向腺腔移动，突破腺细胞顶端胞膜，排到腺腔，称顶浆分泌，为分泌中期的组织学特征，此过程历经 7 天。内膜分泌活动在中期促性腺素峰后 7 天达高峰，与胚泡种植时间同步。周期的第21～22 天为胚泡种植的时间，此时另一突出特征是子宫内膜基质高度水肿，此变化是由于雌、孕激素作用于子宫内膜产生前列腺素使毛细血管通透性增加所致。分泌晚期（28 天周期的第 24～28 天），腺体排空，见弯曲扩张的腺体，间质稀少，基质水肿使子宫内膜呈海绵状。此时表层上皮细胞下的间质分化为肥大的前蜕膜细胞，其下方的间质细胞分化为富含松弛素颗粒的颗粒间质细胞。排卵后第 7～13 天（月经周期的第 21～27 天）子宫内膜分泌腺扩张及扭曲最明显。至排卵后第 13 天，子宫内膜分为三层：不到 1/4 的组织是无变化的基底层；子宫内膜中部（占子宫内膜的 50%）为海绵层，含高度水肿的间质和高度螺旋化动脉以及分泌耗竭扩张的腺体；在海绵层之上的表层（占 25%高度）是致密层，由水肿肥大的呈多面体的间质细胞呈砖砌样致密排列。

3. 月经期

即为子宫内膜功能层崩解脱落期。在未受孕情况下，黄体萎缩，雌、孕激素水平下降，子宫内膜失去激素支持后最明显的变化是子宫内膜组织的萎陷和螺旋动脉血管明显的舒缩反应。在恒河猴月经期观察到性激素撤退时子宫内膜的血管活动顺序是：随着子宫内膜的萎陷，螺旋动脉血流及静脉引流减少；继而血管扩张；以后是螺旋动脉呈节律性收缩和舒张；血管痉挛性收缩持续时间一次比一次长，且一次比一次强，最后导致子宫内膜缺血发白。

组织分解脱落机制如下。

（1）血管收缩因子：上述这些变化开始于月经前 24 小时，导致内膜缺血和瘀血；接着血管渗透性增加，白细胞由毛细血管渗透到基质，血管的舒张变化使红细胞渗出至组织间隙，血管表面凝血块形成。此时，分泌期子宫内膜上因组织坏死释放的前列腺素 $PGF_{2\alpha}$ 及 PGE2 水平达到最高。来自腺体细胞的前列腺素 $PGF_{2\alpha}$ 及蜕膜间质细胞的内皮素-1（Endothelin-1）是强效血管收缩因子，血小板凝集产生的血栓素 A_2（TXA_2）也具有血管收缩作用，从而使经期发生血管及子宫肌层的节律性收缩，而且全内膜血管收缩在整个经期呈进行性加强，使内膜功能层迅速缺血坏死崩解。

（2）溶酶体酶释放：在内膜分泌期的前半阶段，一些强效的组织溶解酶均限制在溶酶体内，这是因为黄体酮具有稳定溶酶体膜的作用。伴随雌、孕激素水平的下降，溶酶体膜不能维持，酶释放到内皮细胞的细胞质，最后到细胞间隙，这些活性酶将消化细胞导致前列腺素的释放，红细胞外渗，促进组织坏死和血栓形成。

（3）基质金属蛋白酶家族：具有降解细胞外基质及基底膜的各种成分，包括胶原蛋白、明胶等。

当黄体酮从子宫内膜细胞撤退时引起基质金属蛋白酶的分泌，从而导致细胞膜的崩解及细胞外基质的溶解。

（4）细胞凋亡：有相当证据表明细胞因子中，肿瘤坏死因子（Tumor Necrosis Factor，TNF）是引起细胞凋亡的信号。月经期子宫内膜细胞上 TNF-α 的分泌达到高峰，可抑制子宫内膜的增殖引起细胞凋亡；引起黏连蛋白的丢失，而黏连蛋白的丢失引起细胞间联系的中断。

（二）月经临床表现

正常月经具有周期性，间隔为 24～35 日，平均 28 日；每次月经持续时间称经期，为 2～6 日；出血的第 1 日为月经周期的开始。经量为一次月经的总失血量，月经开始的前 12 小时一般出血量少，第 2～3 日出血量最多，第 3 日后出血量迅速减少。正常月经量为 30～50mL，超过 80mL 为月经过多。尽管正常月经的周期间隔、经期及经量均因人而异，但对有规律排卵的妇女（个体）而言，其月经类型相对稳定。月经类型包括周期间隔、经期持续日数及经量变化特点等的任何偏转，均可能使异常子宫出血，而非正常月经。经期一般无特殊症状，但由于前列腺素的作用，有些妇女下腹部及腰骶部有下坠不适或子宫收缩痛，并可出现腹泻等胃肠功能紊乱症状。少数患者可有头痛及轻度神经系统不稳定症状。

二、其他部位生殖器官的周期性变化

（一）输卵管的周期变化

输卵管在生殖中的作用是促进配子运输、提供受精场所和运输早期胚胎。输卵管可分为四部分：伞部、壶腹部、峡部和间质部。每一部分都有肌层和黏膜层，黏膜层由上皮细胞组成，包括纤毛细胞和分泌细胞。

伞部的主要功能是拾卵，这与该部位纤毛细胞的纤毛向子宫腔方向摆动有关。壶腹部是受精的场所，该部位的纤毛细胞的纤毛也向子宫腔方向摆动。峡部的肌层较厚，黏膜层较薄。间质部位于子宫肌壁内，由较厚的肌层包围。

拾卵是通过输卵管肌肉收缩和纤毛摆动实现的，卵子和胚胎的运输主要是靠输卵管肌肉收缩实现的，纤毛运动障碍可造成输卵管性不孕。肌肉收缩和纤毛活动受卵巢类固醇激素的调节。雌激素促进纤毛的生成；孕激素使上皮细胞萎缩，纤毛脱落。

输卵管液是配子和早期胚胎运输的介质，输卵管液中的成分随月经周期发生周期性变化。

（二）子宫颈黏液的周期变化

子宫颈黏液（Cervical Mucus，CS）主要由子宫颈内膜腺体的分泌物组成，此外，还包括少量来自子宫内膜和输卵管的液体以及子宫腔和子宫颈的碎屑和白细胞。子宫颈黏液的分泌受性激素的调节，随月经周期发生规律变化。

（1）子宫颈黏液的成分：子宫颈黏液由水、无机盐、低分子有机物和大分子的有机物组成。水是子宫颈黏液中最主要的成分，占总量的 85%～95%。无机盐占总量的 1%，其主要成分为氯化钠。低分子有机化合物包括游离的单糖和氨基酸，大分子的有机化合物包括蛋白质和多糖。

（2）羊齿植物叶状结晶：羊齿植物叶状结晶（简称羊齿状结晶）是由蛋白质或多糖与电解质结合而成的。羊齿状结晶并不是子宫颈黏液所特有的，它可以出现在含有电解质、蛋白质或胶态溶液中，如鼻黏液、唾液、羊水、脑脊液等。一般在月经周期的第 8～10 天开始出现羊齿状结晶，排卵前期达到高峰排卵后，在孕激素的作用下羊齿状结晶消失。

（3）子宫颈分泌的黏液量：子宫颈腺体的分泌量随月经周期发生变化。卵泡早、中期子宫颈每日可分泌黏液 20～60mg，排卵前分泌量可增加 10 倍，每日高达 700mg。在子宫颈黏液分泌量发生变化的同时，子宫颈黏液的性质也发生了变化。此时的子宫颈黏液拉丝度好，黏性低，有利于精子的穿透。排卵后子宫颈黏液分泌量急剧减少，黏性增加。妊娠后黏液变得更厚，形成黏液栓堵住子宫颈口，可防止细菌和精子的穿透。

（三）阴道上皮周期变化

阴道黏膜上皮细胞受雌、孕激素的影响，也发生周期变化。雌激素使黏膜上皮增生，脱落细胞群中的成熟细胞数量相对增加；孕激素使阴道黏膜上皮细胞大量脱落，中层细胞数量增加。因此，我们可以根据阴道脱落细胞来评价女性生殖内分泌状况。

（四）乳房周期性变化

雌激素作用引起乳腺管的增生，而黄体酮则引起乳腺小叶及腺泡生长。在月经前 10 日，许多妇女有乳房肿胀感和疼痛，可能是由于乳腺管的扩张，充血以及乳房间质水肿。月经期由于雌、孕激素撤退，所有这些变化的伴随症状将消退。

第四节　临床特殊情况的思考和建议

本章介绍了有关垂体与卵巢激素之间的动态关系及女性生殖的周期性特征。与卵巢组织学及自分泌/旁分泌活动相关联的激素变化，使女性生殖内分泌调节系统得以周而复始的周期性运行；此不仅涉及垂体促性腺激素对卵巢卵泡发育、排卵及黄体形成的调节作用，而且涉及伴随卵巢上述功能活动和形态变化的激素分泌对垂体促性腺激素的合成和分泌的反馈调节。女性生殖器官在激素周期性作用下，发生着有利于支持生殖的变化，女性的月经生理则包含卵巢激素作用下的子宫内膜变化和出血机制及相关联的临床表现。而激素对生殖器官的生物学效应常用于临床判断有无激素作用和激素作用的程度。对上述生殖周期中生理调节机制的理解是对女性内分泌失常及其所导致的生殖生理功能障碍诊断和处理的基础。对本章生殖生物学的有关知识的充分理解，并且融会贯通，则不仅有益于临床上正确判断疾病和合理治疗的临床思考，而且是临床上遇到难题、解决问题、创意思维所必备的基础。

规律的月经是女性生殖健康和女性生殖内分泌功能正常运行的标志。一旦出现月经失调，则为生殖内分泌失调的信号。妇科内分泌医生对每一例月经失调的临床思考与其他疾病的共同点是首先找病因即诊断，然后考虑对患者最有利的治疗。但是，由于月经失调对妇女健康影响的特殊性，比如出现影响健康的慢性贫血甚至危及生命的子宫大出血，或由于长期无排卵月经失调使子宫内膜长期暴露于雌激素作用，而无孕激素保护，导致子宫内膜增生病变，如简单型增生、复杂型增生、不典型增生甚至癌变，则必须先针对当时情况处理，前者先止血，后者应先进行转化内膜的治疗。对无排卵性的子宫出血的止血往往采用性激素止血，选用哪类激素止血还应根据患者出血时出血量多少及子宫内膜厚度等因素来决定，对子宫内膜增生病变则需采用对抗雌激素作用的孕激素治疗以转化内膜。临床上，常常是不同的治疗方案可获得相同的治疗效果。因此，并不要求治疗方案的统一，但治疗原则必须基于纠正因无排卵导致的正常月经出血自限机制的缺陷，采用药物逆转雌激素持续作用导致的病变，以及选择副作用最小的药物，最小有效剂量达到治疗目的的应是最佳治疗方案。

月经失调的病因诊断则需基于病史和生殖内分泌激素的测定，比如有精神打击、过度运动、节食等应激病史的患者，促性腺激素 LH 低于 3IU/L 者则可判断为应激所致的低促性腺激素性月经失调，此类患者往往开始表现为月经稀少，最后闭经。伴有阵发性潮热症状患者，测定促性腺激素 FSH 水平高于 15IU/L 者，则判断为卵巢功能退引起的月经失调，FSH 高于 30IU/L 则判断为卵巢功能衰竭。上述疾病的诊断是基于下丘脑—垂体—卵巢轴激素的动态关系。应激性低促性腺激素闭经者应对其进行心理疏导，去除应激源。无论是低促性腺激素性或卵巢功能衰退引起的促性腺激素升高的月经失调，存在低雌激素血症者应给予雌激素替代，雌激素替代是低雌激素患者的基本疗法，这是因为雌激素不仅是维持女性生殖器官发育的激素，而对女性全身健康如青少年骨生长、骨量蓄积及成年人骨量的维持及心血管健康都是必需的。但是，有些月经失调患者如多囊卵巢综合征，常存在多种激素分泌异常，交互影响的复杂病理、生理环路，因而治疗应着眼于初始作用，或从多个环节阻断病理、生理的恶性循环，后者为综合治疗。

综上所述，月经失调是女性生殖内分泌失常的信号，生殖内分泌失常的病因诊断需要检查维持正常月经的生殖轴功能（生殖激素水平）及有无其他内分泌腺异常干扰。对生殖内分泌失常治疗的临床思考，则不仅仅是去除病因，还应考虑到生殖内分泌失常对女性健康的影响，如月经失调引起的子宫异常出血和子宫内膜病变的治疗。雌激素替代的治疗适用于低雌激素的卵巢功能低落者，正常月经来潮及促进排卵功能恢复的治疗则应针对病因的个体化治疗。因此生殖内分泌失常的治疗往往是病因治疗、激素治疗、促进排卵功能的恢复三方面，需个性化，据病情实施。

第三章 闭经

第一节 概述

闭经，即无月经，包括生理性闭经和病理性闭经。生理性闭经是指青春前期少女、妊娠期、哺乳期和绝经后妇女的无月经；病理性闭经包括原发性闭经和继发性闭经。

原发性闭经指年龄≥14岁无月经和第二性征发育，或至16岁虽有第二性征发育而无月经者。继发性闭经指初潮后月经停止超过自身3个月经周期时间，或月经停止时间超过6个月者。

真性闭经指无子宫内膜增生、分泌和月经者。假性闭经，即隐性月经，指实际有月经形成，但由于下生殖道（宫颈、阴道和处女膜）梗阻使经血滞留于子宫腔或阴道内而无经血外流者。

下丘脑—垂体—卵巢—子宫轴神经内分泌功能和下生殖道（宫颈、阴道和处女膜）解剖学完整性是维持正常月经的生理解剖学基础，以上任何部位的病变均可引起闭经。依引起闭经的原因可分为4个区域。

一、第四区中枢神经系统—下丘脑性闭经

（1）GnRH神经元基因和受体突变：包括Kallmann综合征（特发性低促性腺激素性性腺功能减退）、GnRH受体基因突变引起的低促性腺激素性性腺功能减退、下丘脑性垂体功能减退和单一性下丘脑GnRH缺陷。

（2）肿瘤和损伤：包括颅咽管瘤、生殖细胞肿瘤、组织细胞增生症、颅脑损伤引起的下丘脑功能损害。

（3）功能性下丘脑闭经综合征：包括精神性闭经、营养不良性闭经、运动性闭经、假孕、神经性厌食和神经性多食。

（4）药物性闭经。

二、第三区垂体性闭经

（1）促性腺激素基因性疾病：①促性腺激素亚单位基因突变和促性腺激素受体基因突变；②传递促性腺激素受体信号所需要的G蛋白亚单位基因突变；③调节促性腺激素合成的转录因子基因突变。

（2）肿瘤：包括PRL腺瘤、GH腺瘤、ACTH腺瘤、TSH腺瘤和β-内啡肽腺瘤。

（3）垂体细胞性或解剖性异常：包括希恩综合征、空蝶鞍综合征、淋巴细胞性垂体腺炎和肉瘤样病。

三、第二区卵巢性闭经

（1）性染色体疾病：包括性腺发育不全、特纳综合征。

（2）卵巢损伤性疾病（感染、手术、烷化剂、放射、中毒、损伤和扭转）。

（3）自身免疫性卵巢炎。

（4）多囊卵巢综合征。

（5）男性化肿瘤：包括门细胞瘤、黄体瘤、支持—间质细胞瘤。

（6）卵巢早衰（Premature Ovarian Failure，POF）。

（7）抵抗卵巢综合征。

（8）卵泡膜细胞增生症。

四、第一区子宫和下生殖道性闭经

（1）苗勒管发育不全（子宫和子宫颈畸形）：包括先天性无阴道综合征、无孔处女膜、阴道横膈、阴道闭锁、无子宫颈和先天性子宫内膜缺如。

（2）睾丸女性化综合征。

（3）子宫腔粘连症：包括子宫腔手术损伤（刮宫、子宫内膜切除和电灼术后）、子宫内膜病变（血吸虫病、真菌感染等）和子宫内膜结核。

五、全身性疾病引起的闭经

（1）肾上腺疾病：包括先天性肾上腺皮质增生、库欣综合征、肾上腺肿瘤、类固醇激素和 ACTH 治疗。

（2）甲状腺疾病：包括甲状腺功能亢进症（甲亢）、甲状腺功能减退症（甲减）、自身免疫性甲状腺炎。

（3）其他：包括糖尿病、风湿病和风湿性关节炎、Crohn 病、溃疡性结肠炎等。

第二节　下丘脑性闭经

一、GnRH 分泌异常引起的闭经

（一）Kallmann 综合征

Kallmann 综合征也称为单纯性促性腺激素缺乏症，是一种遗传性促性腺激素释放激素（GnRH）生成缺陷性疾病。临床表现为低促性腺激素性性腺功能减退、无嗅觉或嗅觉减退，也称为嗅觉缺失—性幼稚综合征。

1．发病机制

人类胚胎发育早期，GnRH 神经元从脑外嗅板，沿嗅球和嗅束神经纤维从鼻部迁徙至下丘脑正中隆突部弓状核、腹内侧核（VMN）、视前区视上核（SON）和室旁核（PVN）附近，形成由 1000～3000 个 GnRH 神经元组成的性中枢。如 GnRH 神经元不能正常迁徙至下丘脑则引起低促性腺激素性性腺功能减退，下丘脑 GnRH 神经元、嗅叶和嗅神经发育不全，即引起 Kallmann 综合征。

遗传学研究发现，Kallmann 综合征与 KAL 基因缺失相关。KAL 基因位于 X 染色体短臂顶点（Xp22.3），与引起鱼鳞癣和类固醇硫酸酯酶缺失基因相毗邻。KLA 基因产物是一种促进 GnRH 神经元迁徙的神经黏附分子。KLA 基因缺失引起神经黏附分子生成障碍是导致 GnRH 神经元迁徙失败的重要机制。X-连锁（X-lineage）KAL 基因与 Kallmann 综合征相关的病例仅占 18%～36%，而多数病例为散发性。家族性 Kallmann 综合征常染色体显性/隐性遗传概率高于 X-连锁性遗传。

2. 临床表现

Kallmann 综合征有家族史。临床表现为原发性闭经、性幼稚、无嗅觉或嗅觉迟钝、卵巢发育不全。该症先天性异常包括：色盲、联带运动共济失调、痴呆、智力障碍、先天性体中线缺陷（如唇裂、腭裂）、肾发育不全、鱼鳞癣、原发性癫痫和短掌骨。卵巢组织学检查：卵巢内虽存在始基卵泡但无卵泡发育。

3. 诊断

染色体核型 46，XX；GnRH、FSH、LH、E2 降低；GnRH 试验正常；氯米芬试验无反应。

4. 治疗

雌—孕激素序贯周期疗法。应用 hMG-hCG 或 GnRH 脉冲疗法仍可望促进排卵和妊娠。氯米芬疗法无效。

（二）特发性低促性腺激素性性腺功能减退

特发性低促性腺激素性性腺功能减退（Idiopathic Hypogonadotropic Hypogonadism，IHH）是一种无嗅觉缺失的低促性腺激素性性腺功能减退症。

1. 发病机制

IHH 是 GnRH 基因缺失所致。由于正常人、Kallmann 综合征和 IHH 患者 GnRH 的神经元在鼻腔上部黏膜上皮细胞中存留时间可持续到成人期。因此仅依靠鼻腔黏膜上皮细胞中 GnRH 神经元存在与否难以鉴别 Kallmann 综合征和 IHH。

2. 治疗

与 Kallmann 综合征相同。

（三）GnRH 受体基因突变引起的低促性腺激素性性腺功能减退

由 GnRH 受体基因突变引起的低促性腺激素性性腺功能减退。

1. 发病机制

该病呈现常染色体隐性遗传特征。GnRH 受体基因是一种 G-蛋白耦联受体。GnRH 受体第 1 个细胞外突变可引起 GnRH 受体与 GnRH 的结合力降低。GnRH 受体第 3 个细胞内环突变虽不影响受体结合力，但降低磷酸酯酶 C 活性。

2. 临床表现

促性腺激素降低、性腺功能减退、无配子（精子和卵子）和性激素生成、无第二性征发育和性幼稚表型。女性患者表现为性幼稚型和原发性闭经，乳腺发育不良，卵巢内有始基卵泡而无发育卵泡。

3. 诊断

女性性幼稚型、无第二性征发育和原发性闭经。血浆 FSH 和 LH 极度降低。GnRH 兴奋试验可出现不同反应，但垂体完全性无反应少见。

4. 治疗

促性腺激素或 GnRH 脉冲疗法可促进卵巢内卵泡发育、排卵甚至妊娠。

（四）下丘脑性垂体功能减退

下丘脑性垂体功能减退是由于下丘脑 GnRH 分泌异常所致，GnRH 脉冲性治疗可促进垂体恢复正常垂体促激素的分泌。GnRH 兴奋试验有助于鉴别原发性和继发性垂体功能减退。原发性垂体功能减退对 GnRH 刺激缺乏反应性。全面测定垂体促激素有助于确定垂体促激素分泌缺陷的类型。

二、下丘脑肿瘤引起的闭经

（一）颅咽管瘤

1. 发病机制

颅咽管瘤为垂体蝶鞍上部肿瘤，多位于垂体柄漏斗前面，占颅内肿瘤3%。颅咽管瘤来源于神经颅囊残迹，主要由上皮细胞巢组成，为垂体和颅咽管未完全关闭所致。颅咽管瘤中，54%为囊性，14%为实质性，2%为囊实性，男性和女性发生率相同。女性中20岁左右少女占70%，成人占30%。

2. 临床表现

症状和体征取决于肿瘤位置、大小和是否压迫周围组织器官。巨大颅咽管瘤向上顶压第3脑室底部，向前挤压视神经交叉，向下压迫下丘脑和垂体，而引起颅内高压、梗阻性脑积水、双颞侧偏盲、视力损害、视神经萎缩、视盘水肿、失明（70%）和下丘脑—垂体轴神经内分泌功能失调。

颅咽管瘤引起不同程度的下丘脑和垂体功能损害。其中促性腺激素降低者40%，生长激素降低者75%，垂体性肾上腺功能减退者50%，甲状腺功能减退者25%，多数患者催乳素正常或轻度升高。促性腺激素对 GnRH 反应异常。10%患者出现糖尿病，20%患者呈嗜睡状态。

临床症状也与患病年龄相关。婴幼儿期，肿瘤压迫视神经和第3脑室可引起失明和梗阻性脑积水。青春期表现为青春期发育停滞和性幼稚。性成熟期表现为性幼稚、闭经、内外生殖器萎缩、向心性肥胖、营养不良、尿崩症、无渴感、慢性高钠血症、鞍上肿瘤钙化，称为肥胖性营养不良生殖无能症（Frohlich 综合征）。极个别患者表现为性早熟和溢乳症。

3. 诊断

依靠病史、症状和体征，结合颅部 CT 和 MRI 检查可确定肿瘤部位、大小和性质。颅咽管瘤少女中70%、成年妇女中50%垂体窝增大。儿童则表现为鞍上区扩大和钙化。垂体促激素测定有助于确定垂体激素功能损害类型并指导治疗。

4. 治疗

手术治疗为主，特别是肿瘤压迫下丘脑、视神经交叉和垂体柄，引起视力损害和神经系统症状时。完全性切除肿瘤较为困难，且极易引起下丘脑—垂体功能损害。姑息性手术可缓解症状，10年生存率为70%～80%。

（二）下丘脑—垂体生殖细胞肿瘤

下丘脑—垂体的生殖细胞肿瘤可为异位松果体瘤和不典型畸胎瘤，病理组织图像类似精原细胞瘤和卵巢无性细胞瘤，确诊后手术切除。以 Hand-Schuller-Christian 病为例介绍如下。

1. 发病机制

Hand-Schuller-Christian 病也称组织细胞增生症 X，即脑区多发性嗜酸性组织细胞增生性肉芽肿。研究认为，骨骼嗜酸性细胞肉芽肿和 Letterer-Siwe 病也属于组织细胞增生症 X 范畴，现统称朗格汉斯细胞增生症，是一种罕见的儿童期下丘脑破坏性病变，临床表现为下丘脑—垂体组织和功能减退，青春期延迟，生长发育迟滞和糖尿病（40%）。

儿童期组织细胞增生症多为单核巨噬细胞（组织细胞）增生症，并与其他细胞增生性疾病或细胞浸润性疾病相关。朗格汉斯细胞增生症与 Lichtenstein-histiocytosis X 相关。下丘脑—垂体细胞浸润性疾病还包括类肉瘤病、韦格纳肉芽肿和血色素沉着症。

2．临床表现

不同的下丘脑组织细胞浸润性疾病可引起相似的临床征象。儿童期生长发育迟滞、糖尿病、高催乳素血症、视力损害、肥胖、精神异常、嗜睡和垂体激素分泌降低。

3．诊断

病史、症状和体征，结合医学影像学（CT 或 MRI）和组织活检可确立诊断。

4．治疗

放射治疗。垂体激素补充治疗，重点是基因重组生长激素治疗。

三、颅脑损伤引起的闭经

颅脑部外伤和放射损伤均可引起闭经。颅脑外伤可引起垂体功能减退、高催乳素血症和继发性甲状腺功能减退。高催乳素血症是下丘脑损伤的重要指标，也是与全垂体性功能减退的鉴别要点。垂体柄横断性损伤可引起永久性糖尿病。下丘脑缺血和垂体门脉血管栓塞可引起垂体功能减退、低血压、低循环血量、意识丧失和昏迷。

颅脑部外照射可引起下丘脑—垂体功能减退，如颅部接受 1200～1600cGy 照射后 1 年可相继出现生长激素（GH）、促性腺激素（FSH/LH）、促甲状腺激素（TSH）和促肾上腺皮质激素（ACTH）功能缺陷。

第三节　下丘脑功能性闭经综合征

一、概述

中枢神经系统下丘脑精神神经内分泌代谢系统通过下丘脑 GnRH 神经元活性调节女性生殖生理和生殖内分泌功能，其功能紊乱将引发许多妇科内分泌疾病和功能缺陷。

功能性下丘脑闭经综合征（Functional Hypothalamic Amenorrhea Syndrome，FHAS）是由下丘脑激素分泌失调，而非垂体—卵巢轴和其他内分泌腺器质性病变引起的可逆性闭经，主要包括应激—精神性闭经、运动性闭经、神经性厌食、神经性多食、营养不良性闭经、经前期焦虑症等。

（1）GnRH 脉冲发生器功能失调：FHAS 存在不同程度的下丘脑 GnRH 神经元脉冲发生器功能失调、GnRH-Gn 脉冲释放频率和振幅降低、卵巢排卵和性激素分泌停滞，整个下丘脑—垂体—卵巢轴功能退步到青春前期状态。

（2）营养不良对下丘脑功能的影响：FHAS 妇女闭经前先出现精神心理障碍、饮食习惯和营养不良变化。FHAS 闭经妇女脂肪摄入量减少 50%，而糖类和纤维素摄入量较多。运动性闭经妇女同样如此。营养物质质量和热量摄入直接影响月经功能，因热量不足或饮食结构不合理可降低下丘脑—垂体系统 GnRH-Gn 功能引起内源性下丘脑性避孕效应，导致闭经、无排卵、黄体功能不全，甚至不孕。

青春期退缩学说认为，妇女体重降低，特别是脂肪含量减少是引起生育功能降低的重要因素。禁食、偏食、营养不良、大运动量训练和能量消耗如不能及时补偿，可降低下丘脑—垂体 GnRH-Gn

功能，引起青春期和月经初潮延迟，甚至闭经。FHAS 患者出现 DHEA 降低、高皮质醇血症和皮质醇/DHEA 比值增高，呈现青春前期少女的内分泌变化。

营养因素对女性生殖内分泌功能的影响由神经肽 Y（NPY）介导，因下丘脑正中隆突弓状核内神经肽 Y-促生长激素神经肽系统，调节神经内分泌功能和进食行为。脂肪细胞分泌的瘦素通过影响 NPY 基因表达间接参与生殖内分泌功能调节。除神经肽 Y 外，其他神经肽类，如 CRF 和尿皮质素（CRF 相关肽），细胞因子和瘦素系统共同组成另外一个调节机体营养、代谢和生育功能的系统。

（3）低血糖和低胰岛素血症：FHAS 患者血糖和胰岛素水平降低，脂肪摄入不足和代谢物质利用率降低。葡萄糖利用率降低，特别是脑内葡萄糖利用率降低直接影响下丘脑 GnRH 神经元内分泌功能。其他代谢紊乱因素也可以单一或复合方式影响 GnRH 神经元功能。

（4）甲状腺功能减退症：FHAS 患者血浆 FT_4 和 FT_3 明显降低，而 TSH 水平无明显变化，使患者能量代谢处于负平衡状态。研究发现，机体能量利用率存在一种"阈值效应"。如 TT_3 和 FT_3 分别降低 16% 和 9%，即热量摄入为 79.5～104.7kJ/kg，每天 0.45359kg 时，机体能量匮乏将引起 T_3 分泌降低并损害生育功能。

营养不良时甲状腺素分泌降低可被下丘脑室旁核内 TRH 原 mRNA 表达阻断，而禁食时 TRH 原基因表达降低可被瘦素阻断。因此，空腹或营养不良时血浆瘦素降低，通过甲状腺素促进下丘脑合成 TRH 原，以适应禁食和慢性营养不良状态。临床观察发现，甲状腺功能减退患者血浆瘦素降低，而给予 T_4 治疗后血浆瘦素恢复正常。因此血浆瘦素可作为评价营养状态和甲状腺功能的生化指标。

（5）高皮质醇血症：FHAS 患者呈现高皮质醇血症，其中精神性和营养不良性闭经患者日间皮质醇脉冲振幅增高，运动性闭经患者夜间皮质醇脉冲振幅升高，ACTH 和皮质醇对 CRF 刺激的反应性减弱。CRF-肾上腺系统功能增强和对 GnRH-Gn 系统功能的抑制作用是机体对应激和营养不良刺激的代偿性反应。

（6）低催乳素血症：FHAS 患者呈现低催乳素血症，血浆 PRL 浓度降低 39%，但夜间睡眠时催乳素分泌增高，其变化可能与下丘脑催乳素释放激素（PRL-RH）分泌降低、多巴胺能系统活性增强和雌激素水平降低相关。

（7）GH-IGF-1 轴功能失调：FHAS 与生长激素轴功能失调相关，表现为脉冲性释放振幅降低而脉冲频率加速，睡醒周期之间 GH 脉冲幅度增高。FHAS 患者低胰岛素血症（去抑制作用）和高皮质醇血症（促进作用）共同引起血浆中 IGFBP-1 升高，而 IGF/IGFBP-1 比值降低。另外，FHAS 患者血浆生长激素结合蛋白质（GHBP）降低 40%，呈现 GH 抵抗现象。因此，精神性和运动性闭经与 GH-IGF-1 轴功能失调相关。

（8）褪黑素分泌异常：FHAS 患者夜间褪黑素分泌增加，释放幅度升高和持续时间延长，而日间血浆褪黑素浓度仍正常。FHAS 褪黑素升高与患者体重和季节无关，而与雌激素降低相关，因雌激素替代治疗降低夜间褪黑素分泌。夜间褪黑素升高可能与 CRF 促进脑干儿茶酚胺神经元活化和 β-内啡肽促进松果体褪黑素分泌相关。FHAS 患者高褪黑素血症可引起性腺功能减退。

（9）瘦素分泌异常：精神性闭经妇女血浆瘦素昼夜变化与正常妇女相似。正常妇女和 FHAS 妇女的瘦素水平昼夜波动幅度分别为（54±7）% 和（42±19）%，两者无显著的差异。FHAS 妇女 24

小时血浆瘦素水平略低于月经正常妇女，分别为（7.0±1.5）ng/mL 和（10.1±1.3）ng/mL，其浓度与机体脂肪含量高度相关。

运动性闭经妇女，机体脂肪含量减少的同时，血浆瘦素水平也明显降低，并失去昼夜节律变化。FHAS 妇女瘦素水平与低胰岛素血症和高皮质醇血症正相关，提示瘦素水平受非脂肪含量依赖性机体能量平衡的快速调节。因此，除脂肪含量以外所有影响机体能量代谢和平衡的因素均影响瘦素的水平。如与增加能量消耗和体重减轻相关的肿瘤坏死因子-α（TNF-α）可引起瘦素降低。

（10）骨质疏松症：FHAS 妇女出现骨丢失、骨密度降低和骨质疏松症。运动性闭经妇女多部位骨密度和骨强度降低，骨折率增高。值得注意的是，FHAS 引起的骨丢失和骨质疏松症进展较快，给予性激素替代治疗仅能增加骨密度 2%～8%，骨质疏松症也不因月经恢复或性激素替代治疗而完全恢复。青春后期闭经和长期闭经妇女骨质疏松症最为严重，应注意防治。

二、精神性闭经

精神性闭经，即精神性功能性下丘脑闭经综合征，是指应激、精神心理因素通过激活交感神经系统、促进应激性激素（催乳素、生长激素和 ACTH）和神经递质分泌而引起闭经。

1. 发病机制

精神刺激促进视前区室旁核（PVN）CRF 分泌，增加 ACTH-肾上腺轴糖皮质激素和儿茶酚胺生成，引起神经内分泌—代谢系统应激性反应。CRF 经以下 4 个途径引起应激反应：①室旁核—正中隆突途径；②室旁核—自主神经（脑干—脊髓）投射纤维；③室旁核—弓状核途径；④大脑皮质—边缘系统。

中枢神经系统内，CRF、升压素和缩宫素共同调节情绪、行为、认知和学习功能。CRF 通过室旁核—脑干途径增强中枢神经系统和外周组织去甲肾上腺素活性，调节肾上腺髓质肾上腺素的分泌。儿茶酚胺通过 β2-肾上腺素受体机制促进脂肪分解、降低瘦素分泌。下丘脑正中隆突弓状核内，CRF 促进阿黑皮素（POMC）及其衍生物 ACTH、β-内啡肽和 α-黑色素细胞刺激素（α-MSH）的生成，并与神经肽 Y（NPY）共同调节饮食行为。在垂体内，CRF 促进 ACTH 和 β-内啡肽生成。ACTH 促进肾上腺分泌皮质醇，而皮质醇调节外周组织的物质氧化代谢、抑制免疫功能、抑制下丘脑 CRF 基因表达和修饰行为功能。

人类升压素增强，而缩宫素减弱 CRF 促进 ACTH 释放作用。在垂体水平，去甲肾上腺素和肾上腺素呈现类似 CRF 的作用。因此，在应激状态下，CRF 促进垂体 ACTH 释放作用受多种因素调节。精神刺激快速抑制 GnRH 神经元脉冲发生器电生理活性、降低 GnRH-Gn 脉冲释放活性和血浆 LH 浓度，引起 H-P-O 轴功能损害和闭经，其抑制作用由 CRF-ACTH 和 β-内啡肽机制介导，而精神神经性高皮质醇血症也是引起闭经的重要原因。

2. 治疗

由应激或精神刺激引起的闭经，去除病因后 6～8 个月月经自然恢复，不能自然恢复者可给予性激素周期替代治疗，希望妊娠者给予促排卵治疗。阿肽拮抗药纳洛酮治疗也有效。

三、营养不良性闭经

营养不良性闭经是由于饥饿、禁食、饮食结构不合理、胃肠道吸收不良、营养匮乏或慢性消耗性疾病引起的闭经。

1. 发病机制

经典标准体重学说认为,当体内脂肪含量达到一定比例(体重指数,BMI)时才出现月经。体重指数既反映机体营养状态又反映能量代谢功能,并与生育功能密切相关。按照 Frisch 体重指数图表推算,13 岁少女当体内脂肪含量≥17%才能促进月经初潮。16 岁少女体内脂肪含量≥22%,才能维持正常月经功能。按照年龄大小,减轻标准体重的 10%~15%,即体内脂肪丢失 1/3,脂肪含量≤22%即引起闭经。

适当营养和饮食结构对维持妇女正常神经内分泌-代谢功能具有重要意义,如轻度节食妇女 GuRH-LH 脉冲性释放频率和振幅降低,月经功能紊乱。中度节食妇女可出现无排卵。完全禁食 2 周 LH 脉冲释放模式则恢复到青春前期模式。

2. 治疗

去除病因、治疗营养不良疾病、改善营养和提高健康素质。按照个体化原则,制定营养补充方案,同时给予性激素周期治疗或促排卵治疗。

四、运动性闭经

运动性闭经也称运动相关功能性下丘脑闭经综合征,是指由激烈竞赛、超负荷训练和重体力劳动引起的闭经,属于可逆性功能性下丘脑性闭经。

1. 发病机制

运动和竞赛对月经功能的影响与运动类型、强度、时间、对代谢和体重的影响相关。中等运动量妇女(包括中、长跑,游泳,芭蕾舞,田径和艺术体操)月经失调发生率增高,闭经多发生于每个赛季之末,闭经率与每周训练(8~48km)呈正相关。

随着现代竞技运动强度的提高,女运动员月经失调发生率显著增加,如 1964 年东京奥运会期间,90%女运动员月经正常,而 1976 年加拿大蒙特利尔奥运会期间,女运动员月经失调发生率高达 59%。月经失调也与开始参加训练年龄相关。例如,月经初潮前开始训练者,初潮时间延迟 3~5 年(游泳和长跑运动员),其成年后闭经和无排卵发生率也较高。

运动性闭经发生率也与特殊类型训练相关,如中、长跑运动员和芭蕾舞演员闭经率为 40%~50%,游泳运动员闭经率为 12%,闭经发生率也与运动对体重和脂肪含量的影响相关。例如,游泳、长跑和芭蕾舞运动员闭经率分别为 20%、15%和 15%。

运动性闭经的真正原因不是运动本身,而是运动引起的营养不良。月经功能与体重,特别是肌肉/脂肪比值相关,即与"标准体重"或"机体组成机制"相关,当机体脂肪含量≤2%,或体重减少 10%~15%,或脂肪减少 30%时即出现闭经。运动和激烈竞赛可引起卵巢功能损害,包括黄体功能不全,无排卵、闭经和初潮延迟。例如,长跑运动员 LH 脉冲频率降低而振幅升高,呈现黄体功能不全。当长跑距离在 4 周内从 6.4km 增加至 16km 时,黄体功能不全发生率达 63%,无排卵率达 81%。

剧烈运动和应激引起下丘脑一垂体一肾上腺轴和阿黑皮素(POMC)等肽激素分泌增加,血浆 β-内啡肽、皮质醇、雄激素、儿茶酚胺、褪黑素、GH、PRL、LH 增高,而 GnRH-FSH、E_2 降低,H-P-O 轴功能抑制。大运动量训练引起脂肪/肌肉比值降低,血浆儿茶酚雌激素增加,降低垂体对 GnRH 敏感性。运动性高雄激素血症、高催乳素血症和高前列腺素分泌直接抑制 H-P-O 轴功能和引起闭经。

2. 临床表现

闭经和初潮延迟多见于初潮前，即开始参加体育训练的少女，既往月经不调、竞争性强、超负荷训练、体重减轻明显和低脂肪/肌肉比值少女。平均闭经年龄为（24.3±0.3）岁，闭经发生率25%（10%～66%），无排卵率81%，黄体功能不全发生率为63%，当短期体重减少＞15%，脂肪减少＞30%，极易发生闭经。

3. 治疗

遵照个体化原则，制订科学合理的训练计划和运动负荷。多数运动性闭经妇女在调整运动量和改善营养后月经自然恢复。必要时给予性激素周期和促排卵治疗。

五、假孕性闭经

假孕属于精神—神经性闭经，是人类精神和意念调控生殖内分泌功能的典型例证。患者多为盼子心切或幻想妊娠的妇女。

1. 发病机制

精神神经内分泌学的研究认为，精神抑郁症与假孕密切相关。迫切希望妊娠引起的假孕实际上是机体保护性反应和意念的转移。假孕时，中枢神经系统和下丘脑中修饰精神、意念、行为和神经内分泌功能的活性氨基酸和神经肽，如β-内啡肽、γ-氨基丁酸（GABA）分泌失调，儿茶酚胺活性降低。下丘脑多巴胺能神经递质活性降低，而GnRH、PRL和LH分泌增加。GnRH以旁分泌方式促进Gn和PRL释放，引起高催乳素血症、高LH血症，促使黄体持续分泌雌二醇和黄体酮引起假孕和溢乳症。

2. 临床表现

假孕多见于婚变、期盼妊娠，近期流产、婴儿死亡后妇女。临床表现类似早期妊娠，包括闭经（50%患者闭经＞9个月，11.71%妇女月经失调）、腹胀、自觉胎动（肠蠕动）、乳胀、溢乳、胃肠道反应（恶心、呕吐、便秘、腹痛）等，常伴有焦虑和抑郁症。

3. 诊断

病史、症状和体征与妊娠不符。血浆催乳素和LH浓度升高，FSH降低；雌激素和孕激素水平高于正常黄体期水平；卵巢增大或存在黄体囊肿；血浆皮质醇正常；睡眠时生长激素降低。当告知患者并非真正妊娠时，血浆催乳素和LH很快降低。

4. 治疗

精神心理学分析和疏导疗法。耐心做好解释和安抚工作，避免症状复发和防止自杀意外。性激素周期治疗可改善反馈功能，希望妊娠者给予促排卵治疗。

六、药物性闭经

药物性闭经是由神经、精神、性激素和其他影响H-P-O轴神经内分泌功能药物引起的闭经。也称医源性闭经或避孕药引起的闭经。

1. 发病机制

神经、精神和性激素等药物直接或间接通过神经递质和受体机制干扰正常HPOU轴神经内分泌功能，引起GnRH-Gn分泌失调和PRL升高而引起闭经。

（1）性激素：雌激素、避孕药和雄激素。

（2）麻醉药：吗啡、美沙酮、蛋氨酸—脑啡肽。

（3）多巴胺受体阻断药：①吩噻嗪类；②氟哌啶醇类，包括氟哌啶醇、甲氧氯普胺、多潘立酮（吗丁啉）、匹莫齐特（哌迷清）、舒必利；③多巴胺重吸收阻断药；④多巴胺降解药（利舍平、α-甲基多巴）；⑤单胺氧化酶抑制药；⑥多巴胺转化抑制药（阿肽类似物）。

（4）苯二氮䓬类衍生物：包括苯二噁唑氮䓬、氨甲酰氮䓬、丙咪嗪、阿米替林、苯妥英、氯硝西泮。

（5）组胺和组胺 H_1、H_2 受体拮抗药：包括 5-羟色胺、非那明（苯丙胺）；H_1 受体拮抗药氯苯甲嗪、吡苄明；H_2 受体拮抗药甲氰咪胍。

2. 临床表现

继发性月经不调、月经稀发、月经过少和闭经、溢乳和不孕。口服避孕药性闭经发生率为 1%～2%，占继发性闭经的 42%。闭经—溢乳综合征发生率为 15%～22%，多见于初婚、未孕、既往月经不调的妇女。

3. 诊断

闭经、溢乳、药物治疗史。血清促性腺激素、雌激素和孕激素降低，PRL 升高，甲状腺和肾上腺功能正常。

4. 治疗

停用可能引起闭经的药物。性激素周期疗法和促排卵治疗促进月经功能恢复。高 PRL 血症应用溴隐亭或卡麦角林治疗。

第四节 垂体性闭经

一、原发性垂体功能减退症

原发性垂体功能减退症是由垂体肿瘤、浸润性疾病和肉芽肿病变引起垂体梗死所致，其中 GH（生长激素）、PRL（泌乳素）、TSH（促甲状腺激素）分泌缺陷与 Pit-1 基因 POU 特异性区段突变相关。PROP-1 基因突变引起 FSH、LH 分泌降低和性幼稚型。同时发生 POU-1 和 PROP-1 基因突变者呈现多种垂体促激素分泌缺陷。

二、继发性垂体功能减退——希恩综合征

希恩综合征是继发于产后出血的垂体前叶坏死和全垂体功能减退症，发生率为 1/10000。

1. 发病机制

（1）产后出血：由于垂体血运 80% 来源于垂体上动脉和门脉血管丛，10%～20% 来源于颈内动脉分支。因此产后出血和休克时，垂体上动脉和门脉血管缺血可引起垂体前叶坏死，缺血时间越长越严重，垂体坏死和功能损害也越严重。

（2）妊娠期垂体前叶对缺血缺氧极度敏感：妊娠期垂体前叶受胎盘激素影响呈现生理肥大，重量从 500mg 增至 1000mg，需要大量的血氧供应，对缺血和缺氧极为敏感。因此产科出血、休克和弥散性血管内凝血极易引起垂体前叶缺血、坏死和功能减退。如轻度产科出血，该症发生率为 8%，严

重出血性休克时，发生率高达 53%～65%。

（3）垂体前叶功能代偿能力：人类垂体前叶具有较强的功能代偿能力，组织损伤程度与临床表现相关。根据垂体组织坏死程度和症状，临床分为：①重度：垂体组织丧失≥95%，临床症状严重；②中度：垂体组织丧失≥75%，临床症状明显；③轻度：垂体组织丧失≥60%，临床症状轻微；④垂体组织丧失≤50%者，一般不出现临床症状。

2. 临床表现

垂体前叶功能减退可为部分性或完全性，一种促激素（主要为促性腺激素或催乳素）或多种促激素功能缺陷。临床症状多出现于产后流血后 3～5 周，包括体力衰竭、无乳、贫血和感染。晚期可出现脱发、闭经、内外生殖器官和乳房萎缩等。

垂体前叶功能减退时，促激素功能缺陷的出现有一定的时间顺序和频率，最早出现的促激素缺陷是生长激素（100%），此后依次为促性腺激素（FSH、LH），促肾上腺皮质激素（ACTH），催乳素（PRL）和促甲状腺激素（TSH）。PRL 与促性腺激素缺陷常同时出现。

不同促激素缺陷引起不同的临床表现，如生长激素缺乏引起低血糖；TSH 缺乏引起甲状腺功能减退和黏液性水肿；ACTH 缺乏引起类艾迪生病征象，包括低血压、低体温、心动过缓、易感染和并发休克，但储钠功能正常；β-MSH 缺乏引起乳晕、腋部和会阴部色素脱失；垂体对 GnRH 反应性正常、降低或无反应引起 FSH 和 LH 缺乏而致闭经。

3. 诊断

产后流血、休克和感染病史。垂体促激素（H-P-O 轴、肾上腺轴、甲状腺轴）缺陷症状和体征的严重程度，有助于评估垂体功能损害程度和性质。

4. 治疗

对症治疗，补充缺乏的垂体促激素。低促性腺激素血症，给予促性腺激素或性激素替代治疗。甲状腺和肾上腺功能减退补充甲状腺激素和肾上腺皮质激素，并加强全身支持疗法。

三、空蝶鞍综合征

1. 发病机制

空蝶鞍综合征是先天性蝶鞍鞍隔发育不全，垂体腺瘤梗死，手术、放疗损伤和垂体柄病变，引起第三脑室底部蛛网膜向垂体窝内嵌入，压迫垂体组织，引起蝶鞍扩大，鞍底和前后床突骨质疏松和空泡样变性的疾病。空泡蝶鞍综合征可为原发性、继发性和特发性，原发性多见于年长肥胖妇女，尸体解剖检出率为 5%。

2. 临床表现

多数空蝶鞍综合征无特异性临床表现，可呈现一种或多种垂体促激素功能缺陷，其中 ACTH 和促性腺激素降低，催乳素和生长激素升高较为常见。临床表现为闭经、溢乳、不孕和代谢紊乱，部分患者有头痛、视力障碍、颅内高压和鼻腔溢液。儿童期发病者，48% 存在生长激素或多种垂体促激素缺陷，儿童和年轻妇女则常发生原发性甲状腺功能减退。

3. 诊断

症状、体征，结合颅部 CT、MRI 和气脑造影可明确诊断。垂体促激素和靶腺激素测定有助于确诊垂体病变性质和程度。

4. 治疗

对症治疗，补充缺乏的垂体促激素和靶腺激素。闭经妇女给予性激素周期治疗或促排卵治疗。高催乳素血症、溢乳者给予溴隐亭、卡麦角林或喹高利特治疗。

四、淋巴细胞性垂体腺炎

淋巴细胞垂体腺炎是以广泛性淋巴细胞组织浸润为病理特征的疾病。其中 37%～39% 与妊娠相关，其他与自身免疫性甲状腺炎、恶性贫血和器官特异性抗线粒体和抗核抗体相关。淋巴细胞垂体腺炎表现为垂体功能减退、闭经和溢乳等症状。影像学检查垂体增大。确诊后除积极治疗原发性疾病外，还应给予免疫抑制治疗。

五、垂体肿瘤

垂体细胞肿瘤占全部颅内肿瘤的 10%，尸体解剖检出率为 9%～22%。垂体肿瘤可分为：①PRL 腺瘤，占 36.7%，尸体解剖检出率为 22.5%；②GH 腺瘤，占 25.3%；③ACTH 腺瘤和 Nelson 综合征，占 14.7%；④糖蛋白激素腺瘤，包括 TSH 腺瘤、FSH 腺瘤、LH 腺瘤；⑤β-内啡肽腺瘤；⑥嫌色细胞和多激素分泌腺瘤。

垂体腺瘤的发生与下丘脑激素作用无关。如异位 GHRH 和下丘脑 GHRH 腺瘤（错构瘤和神经节细胞瘤）虽引起生长激素细胞增生和 GH 分泌增加，但不能引发 GH 肿瘤。鞍上神经节细胞瘤和前列腺癌异位 CRF 分泌，仅引起垂体 ACTH 细胞增生和库欣综合征，也不能引起 ACTH 腺瘤。

肿瘤细胞单克隆性是垂体肿瘤发生的机制之一，即垂体细胞遗传学缺陷引起单克隆性扩增，而非下丘脑激素促进垂体细胞多克隆性增生所致。但微腺瘤向巨腺瘤转化则与 gsp 癌基因和 Iiq13 缺失，下丘脑激素和局部生长因子作用相关。垂体腺瘤边界清楚，周围垂体组织无明显的增生。垂体腺瘤细胞的激素分泌为自主性，不受下丘脑激素和靶腺激素的反馈调节。

（一）促性腺激素腺瘤

1. 发病机制

促性腺激素（Gonado tropins，Gn）腺瘤是异质性细胞肿瘤，分泌 FSH、LH、游离 α 和 β-亚单位，并存在 GnRH 受体、TRH 受体和多巴胺受体表达，以自分泌和旁分泌方式促进肿瘤生长。促性腺激素腺瘤存在抑制素和激活素亚单位和卵泡抑素表达，可作为肿瘤标志物。

促性腺激素腺瘤存在激素配基和受体异质性，因此多巴胺激动药奥曲肽和 GnRH 激动药和拮抗药治疗可使肿瘤缩小 10%～20%，GnRH 拮抗药（Nal-Glu）抑制 FSH 腺瘤 FSH 分泌，表明 FSH 腺瘤 FSH 分泌与内源性 GnRH 刺激相关。

2. 临床表现

促性腺激素腺瘤为非功能性垂体腺瘤，微小腺瘤（直径≤1cm）无临床症状，巨大肿瘤（直径≥10mm），可引起视力、视野损害，头痛和垂体功能减退、糖尿病和动眼神经麻痹。实验室检查，血浆 FSH 和 FSH-α 亚单位升高，而 LH 和雌激素降低。TSH 和 ACTH 也可降低。TRH 兴奋试验，FSH、LH、LH-β 亚单位升高。

3. 治疗

手术切除，术后补充放疗和药物治疗（多巴胺激动药和 GnRH 拮抗药）。

（二）催乳素腺瘤

催乳素腺瘤是分泌催乳素（Prolactin，PRL）的垂体肿瘤，占全部垂体肿瘤的70%，占女性高催乳素血症的46%～75%，其中微腺瘤为66%，巨腺瘤为34%，平均发病年龄为（30.34±5.26）岁。

1. 发病机制

人类垂体催乳素细胞和生长激素细胞来源同一祖代生长激素干细胞。催乳素腺瘤位于垂体外侧，较早引起蝶鞍侧壁非对称性破坏、催乳素升高、闭经和溢乳。催乳素腺瘤患者，睡眠时催乳素释放高峰消失，氯丙嗪、甲氧氯普胺和精氨酸试验催乳素不升高。

催乳素腺瘤分泌的催乳素，通过催乳素—多巴胺短反馈途径，促进结节漏斗神经元分泌多巴胺，后者与GnRH神经元D1受体结合，促进β-内啡肽神经元分泌内啡肽，抑制GnRH-Gn脉冲性释放。

催乳素腺瘤的催乳素并非完全为自主性分泌，D2多巴胺受体功能仍正常，因此多巴胺激动药仍可抑制催乳素分泌。另外，TRH、多巴胺功能降低和基因组变异细胞也是引起腺瘤生长和催乳素分泌增加的原因。

2. 临床表现

催乳素腺瘤引起高催乳素血症，临床表现为闭经、溢乳（83.5%～97.7%），不孕（62.3%～95.2%）、无排卵（77%），黄体功能障碍（22%）。患者多为中等肥胖，1/3虽有溢乳而月经仍正常。催乳素升高促进骨吸收，引起骨密度降低和骨质疏松症，部分患者肾上腺雄激素生成增加，并出现多毛症。

催乳素微腺瘤一般不引起颅内高压和视神经压迫症状。巨腺瘤向上扩展至鞍上区，压迫视神经交叉和海绵窦时，可引起双颞侧偏盲，第Ⅲ、Ⅳ、Ⅵ对脑神经损害，动眼神经麻痹，复视和失明，但垂体危象罕见。

实验室检查，血浆睾酮、二氢睾酮、雌二醇和性激素结合蛋白（SHBG）降低；肾上腺来源的雄激素DHEA和DHEAS升高。地塞米松和多巴胺激动药治疗后催乳素、肾上腺雄激素和SHBG分泌恢复正常。

3. 诊断

鉴于催乳素微腺瘤具有生长缓慢、相对良性、症状和体征不明显、对多巴胺激动药敏感等特点。因此多数学者不主张为诊断催乳素微腺瘤进行精细、烦琐和价格昂贵的实验室和影像学检查，但仍应给予积极治疗。

血浆PRL≥25ng/mL（500≥μU/mL）即诊断为高催乳素血症。催乳素腺瘤时，催乳素升高范围为50～1900ng/mL，其中100～500ng/mL居多。当血浆PRL≤100ng/mL时，多为功能性高催乳素血症，而PRL≥100ng/mL时，多为肿瘤性高催乳素血症。肿瘤越大，血浆催乳素浓度越高。如肿瘤直径≤5mm，催乳素水平为（171±38）ng/mL；肿瘤直径5～10mm，催乳素水平为（206±29）ng/mL；肿瘤直径≥10mm，催乳素水平为（485±158）ng/mL。当巨大腺瘤出血坏死时，催乳素可不升高。患者催乳素功能试验检查，TRH试验和氯丙嗪试验反应迟钝；L-Dopa试验反应迟钝。GnRH试验正常或增强，ACTH试验正常。

催乳素测定结合CT或MRI联合诊断准确率为91%。医学影像学检查目的是早期确诊垂体微腺瘤。正常妇女，蝶鞍前后径≤17mm、深度≤13mm、面积≤130mm²、容积≤1100mm³。出现如下影像者，应进行 CT 或 MRI 检查排除催乳素腺瘤：①风船状扩大；②双鞍底或重缘；③鞍内高/低密度区或不均质；④平皿变形；⑤鞍上转化灶；⑥前后床突骨质疏松或鞍内空泡样变；⑦骨质破坏。海绵窦造影、气脑造影和脑血管造影较少进行，有视力损害者应进行眼科检查，包括视力、视野、眼压、眼底检查。

4. 治疗

药物治疗为主。首选 D_2 受体激动药溴隐亭（bromocriptine，CB154）、卡麦角林和喹高利特。口服不能耐受者，可阴道内给药。高催乳素血症引起的骨质疏松症、低雌激素血症、无排卵应同时治疗。药物治疗无效，出现颅内压迫症状的巨腺瘤应手术治疗，巨大腺瘤蝶窦显微手术后 3 年复发率为 80%。

（三）生长激素腺瘤

1. 发病机制

生长激素（Growth Hormone，GH）腺瘤来源于祖代生长激素干细胞。GH 腺瘤可为单一生长激素腺瘤，或为生长激素—催乳素混合腺瘤。由于胰腺异位 GHRH 分泌也可引起高生长激素血症和肢端肥大症，因此患者应进行腹部超声检查确定有无胰腺病变，以免错误地对正常垂体施以手术或放疗。

2. 临床表现

儿童期 GH 腺瘤引起巨人症。成人期引起肢端肥大症、糖尿病、多毛症、性功能减退、月经失调和肿瘤压迫症状（头痛，视力、视野和脑神经损害）。GH 腺瘤促进肾上腺分泌 DHEA 和 DHEAS 引起多毛，促进肝脏 IGF-1 生成引起内脏肥大。PRL-GH 混合瘤多引起高催乳素血症、闭经、溢乳和不孕。

实验室检查：血浆生长激素浓度升高，范围为 20～1000ng/mL；睡眠期生长激素分泌高峰消失和释放节律异常；糖耐量试验异常和血浆胰岛素升高；进食后（或高血糖）生长激素分泌降低，低血糖时生长激素不升高；GnRH 试验和 TRH 试验反应异常。

3. 治疗

手术治疗为主，微腺瘤手术治愈率为 70%，巨腺瘤治愈率较低。围手术期奥曲肽治疗可明显改善手术预后。不能手术或手术失败者予奥曲肽和放射治疗。GH-PRL 混合瘤给予多巴胺激动药溴隐亭、卡麦角林和 CV205-502 治疗。

（四）促肾上腺皮质激素腺瘤

垂体 ACTH 腺瘤引起的高皮质醇血症，称为库欣病，而肾上腺皮质增生或腺瘤引起的高皮质醇血症，称为库欣综合征。

1. 发病机制

人类 ACTH 腺瘤发生与下丘脑 CRF 相关。ACTH 腺瘤中阿黑皮素（POMC）和 ACTHmRNA 含量和转录活性无明显变化，其自主性 ACTH 分泌不能被地塞米松所抑制。ACTH 腺瘤引起肾上腺皮质增生，慢性高皮质醇血症，血浆 DHEA 和 DHEAS 升高。由于肾上腺皮质内，皮质醇失活性 P45011β 皮质酮甲基氧化酶活性增高，因此醛固酮分泌仍为正常。

2. 临床表现

ACTH 腺瘤性库欣病多见于 30～40 岁中年妇女。临床表现为肥胖、闭经、性欲减退、无排卵、不孕、骨质疏松症、高血压、肌肉无力、多毛、皮肤粗糙、痤疮、面如满月、背若水牛、腹壁紫纹和下肢水肿等。神经精神症状，包括欣快、易激惹、失眠、焦虑和抑郁症。

3. 诊断

垂体 ACTH 腺瘤的诊断要点：①除垂体 ACTH 腺瘤外，无外周组织器官的 ACTH 细胞增生；②垂体 ACTH 腺瘤周围组织中，存在与 ACTH 腺瘤或正常垂体 ACTH 细胞相关的阿黑皮素生成；③CRF/ACTH 对胰岛素引起的低血糖刺激无反应；④切除垂体 ACTH 腺瘤后，血浆 ACTH 明显降低。

实验室检查：血浆皮质醇、瘦素（leptin）、胰岛素、雄激素升高、糖耐量试验异常、血液黏滞度升高、肌张力减低和低钾血症。40%～80%患者存在骨质疏松症，毛细血管脆性增加。同时测定双侧海绵窦和血浆 ACTH 浓度，有助于鉴别中枢性抑制或外周性病变。当颅内和外周静脉 ACTH 比值≥2，即诊断为 ACTH 腺瘤。CT、MRI 可确定肿瘤部位（左侧或右侧）。

4. 治疗

手术治疗为主。ACTH 微腺瘤垂体半侧切除的治愈率为80%，巨腺瘤预后较差。不能手术或术后复发者给予放疗和药物治疗。治疗药物包括溴隐亭、生长抑素类似物、米非司酮和赛庚啶。肾上腺抑制药米托坦（二氯苯二氯乙烷）选择性作用于肾上腺束状带和网状带，抑制皮质醇生成，不良反应包括恶心、呕吐、眩晕和食欲缺乏。以上治疗失败者可行双侧肾上腺切除，术后给予肾上腺皮质激素替代治疗。

（五）Nelson 综合征

垂体依赖性库欣病，双侧肾上腺切除后出现垂体肿瘤增大、血浆 ACTH 升高和皮肤色素沉着症，称为 Nelson 综合征，发生率为8%～30%，尽管双侧肾上腺切除后，血浆皮质醇水平可恢复正常，但垂体肿瘤却呈浸润性生长，难以治疗，病死率较高。皮肤色素沉着是由于 POMC 产物黑色素细胞刺激素（MSH）分泌增加所致。

（六）促甲状腺激素腺瘤

罕见。垂体促甲状腺激素腺瘤引起 TSH 分泌增加和甲状腺功能亢进。

实验室检查：甲状腺相关激素 T_3、T_4、TSH、TSH-α、TSH-α/TSH 升高；CT 和 MRI 可早期诊断。垂体 TSH 腺瘤手术治疗为主，术后放疗和生长抑素类似物治疗，促进甲状腺功能恢复和缩小残留肿瘤。

另外，罕见的垂体细胞增生可引起甲状腺功能减退，临床表现为闭经、溢乳和产后甲状腺炎。儿童表现为性早熟，甲状腺素替代治疗可促进垂体病变消退。治疗期间应加强监测，因部分患者可进展为假性脑瘤和偶发性非促甲状腺激素性垂体腺瘤。如甲状腺素治疗不能治愈闭经、溢乳和高催乳素血症，则提示催乳素腺瘤，应给予溴隐亭和卡麦角林治疗。

（七）β-内啡肽腺瘤

罕见。β-内啡肽腺瘤是分泌 β-内啡肽 DNA 片段和阿黑皮素 POMC-ACTH 腺瘤，引起低促性腺激素血症、闭经—溢乳综合征和血浆 β-内啡肽升高。确诊后手术治疗，术后给予阿肽拮抗药纳洛酮和那曲酮治疗。

六、多内分泌肿瘤性腺瘤

多内分泌肿瘤性腺瘤-Ⅰ型（adenomas of the multiple endocrine neoplasia type Ⅰ，MEN-Ⅰ）是常染色体传递的家族性疾病，其候选基因-MEN-Ⅰ基因位于染色体 11q13。临床特征为同时发生垂体、甲状旁腺和胰腺肿瘤。患者中 15%～50%存在垂体腺瘤、高催乳素血症、高 GH 血症和非功能性垂体肿瘤，也可出现垂体依赖性库欣病。MEN-Ⅰ型库欣病与库欣综合征的鉴别要点是，后者是由胰腺癌异位 ACTH 分泌引起 Zollinger-Ellison 综合征。由于该病具有家族遗传倾向，因此患者所有家族成员均应进行随访。确诊后手术治疗。

七、促性腺激素受体基因突变

（一）LH 受体基因错义突变和无意义突变

黄体生成素受体（LHR）基因错义突变和无意义突变引起 LHR 功能失活，引起原发性闭经，但青春期乳房发育仍正常。患者卵巢内存在始基卵泡、窦前卵泡和窦卵泡。

实验室检查：LH 升高，FSH 高于正常，雌、孕激素降低，但雄激素、睾酮和雄烯二酮极度降低。确诊后性激素补充治疗。

（二）FSH 受体基因突变

FSH 受体（FSH-R）基因突变引起卵泡发育和性激素生成障碍。人类 FSH-R 基因位于染色体 2p21，与 LH 受体（LHR）基因位点相同。人类 FSHR 基因长度 54kb，含有 10 个外显子和 9 个内含子。FSH 受体的细胞外区段由外显子 9 编码，长度为 69～251kb。受体的细胞外 C-末端部分，即跨膜区段和细胞内区段由 1251bp 的外显子编码。发育成熟的 FSHR，含有 678 氨基酸，分子量为 75000。

（1）FSH-R 失活性突变罕见。Aittomaki 报道 75 例卵巢早衰妇女中，6 例存在 FSH-R 基因外显子 7 中 C→T 的点突变，即在 FSHR 蛋白 189 氨基酸序列中，由丙氨酸替代缬氨酸。FSH-R 失活性突变引起卵巢早衰。

另一种 FSH-R 突变为 FSH 抵抗卵巢性突变，引起青春期发育迟缓，患者卵巢内存在 FSH-R 表达，有少量卵泡发育，肾上腺功能初现和 DHEAS 分泌正常。大剂量促性腺激素治疗可促进卵泡发育和排卵。FSH-β 亚单位突变引起的失活性 FSHR 基因突变引起高促性腺激素性闭经。

（2）FSH-R 激活性突变罕见。FSH-R 激活性突变男性多于女性。G-蛋白耦联受体内激活性突变相关的 FSHR 体质性激活，引起原因不明性不孕。杂合子 FSHR 基因突变，发生于 FSHR 第 3 个细胞内环的 567 位氨基酸，即丙氨酸被甘氨酸替换引起的 FSHR 非配基依赖性体质性激活，恰好位于所有糖蛋白类激素受体和 FSHR 的重要跨膜区段，其对女性卵泡发育和生育力的影响尚不十分明了。

第五节 卵巢性闭经

一、卵巢早衰

卵巢早衰（Premature Ovarian Failure，POF）指 40 岁以前出现绝经。发病率为 1%～3%，占原发性闭经的 20%～25%，继发性闭经的 10%～20%。早绝经指年龄≤45 岁妇女的绝经，发生率为 5%。

卵巢早衰是 X-连锁性遗传性疾病，具有较高的家族遗传倾向，是一种由常染色体传递或 X-连锁显性遗传病。

POF 病理变化包括：①基因和 X 染色体数量和结构异常；②原始卵泡储备过少；③卵泡闭锁或耗竭过快；④高促性腺激素血症和卵泡 FSH 受体缺陷；⑤存在卵巢自身免疫抗体、抗卵巢抗体、抗颗粒细胞抗体、抗透明带抗体、抗核抗体；⑥存在酶学障碍，如半乳糖-1-磷酸尿嘧啶转移酶缺陷、甾体激素 17α-羟化酶缺陷和 17-β 羟化酶缺陷；⑦感染：结核、腮腺炎和其他感染；⑧医源性（手术、化疗、放疗）；⑨血管性（扭转和出血）；⑩特发性：有卵泡型、无卵泡型和抵抗卵巢综合征。

（一）病因

1. 细胞—分子遗传学因素

（1）生育相关基因突变：POF 是由 PRAXA/POF1B 基因引起的 X-连锁性疾病。人类位于 3p24 的无精症基因 DAZL1 也是调节女性生育力和性细胞发育的候选基因。DAZL1 基因突变引起原发性闭经和卵巢早衰。另外发现，由 Atm/c-bit 基因突变引起始基卵泡凋亡和数目减少。

（2）染色体异常：POF 常伴有染色体重组、易位或单体性、X 染色体和常染色体间的易位。X 性染色体和常染色体数量和结构异常，包括 X 染色体多体性、单体性、缺失、嵌合和平衡易位可引起先天性卵巢发育不全和卵巢早衰。研究发现，X 染色体负载维持正常卵巢功能的区段或位点，如 X-性连锁锌指基因 DIAPH2 是维持卵巢功能的基因，而 Xp 和 Xq 则是维持正常卵巢功能的重要区段，Xp 末端缺失可引起原发性闭经或早绝经，Xq 末端缺失则引起卵巢早衰。

POF 的染色体核型异常率高达 49.3%，其中 X-连锁和特纳综合征的染色体核型包括：①45，XO 占 51.89%。②45，XO/46，XX 占 20.25%。③45，XO/46，Xi（Xq）和 45，XO/46，Xr（X）占 5.06%。④46，Xi（Xq）占 3.79%；45，XO/47，XXX 占 2.53%。⑤家族性 X 染色体长臂缺失。⑥X-三体性综合征。⑦常染色体性，包括染色体 13 三体性、染色体 18 三体性。

Marozzi 发现，6 例 POF（5 例为散发性，1 例为家族性）均存在不同类型的 Xq 染色体的重组和缺失，其中 3 例为 Xq 或 9p 三体，2 例 Xq 缺失发生于 Xq26.2、Xq21.2，1 例缺失发生于 Xq23Xq28。3 例染色体微小遗失者均发生于 Xp 和 Xq 特定的染色体端粒区段。2 例携带（X；X）和（X；9）平衡移位，1 例携带 psu dicX，并伴有 Xq22.2 和 Xq22.3。以上所有末端缺失均发生于 Xq22 DIAPH2 基因位点内。因此认为，所有引起 POF 的 X 染色体微小遗失均位于 Xq 特定的区段内，即位于 Xq26.2（DXS8074-HIGMI）和 Xq28（DXS1113-ALD）之间，涵盖 DNA22Mb，其对于维持正常卵巢发育和卵泡生成有重要意义。

另外，有人发现嵌合型 POF，染色体核型为 46，XX；47，XXX；45，XO，其通过促性腺激素治疗而妊娠。Causio 报道 1 例染色体核型为 46，XXt（X；16）的 POF 患者。Lorda-Sanchez 应用荧光原位杂交（FISH）技术发现 1 例 X 常染色体间平衡移位 POF 患者，染色体核型为 46，X，t（X；4）(q21.2，p16.3)，isht（X；4）(D4S9b，D4F26＋；WCPX＋），其中 X 染色体碎裂点位于 DFN3.POU3F4。Ito 报道 1 例染色体核型为 46，XX，13ph＋，低促性腺激素血症和高催乳素血症的卵巢早衰患者。

（3）脆性 X 染色体综合征：脆性 X 染色体指于 Xq27.3 存在脆性位点的 X 染色体，女性发生率为 1/2000。脆性 X 染色体与遗传性智力低下基因 FMR_1 突变相关。女性脆性 X 突变基因携带者中，53% 表现有不同程度的智力低下，但也有人持不同观点。

脆性 X 染色体前突变化是引起 POF 的高危因素。突变染色体携带者表现为高促性腺激素血症和卵巢早衰。因此该类患者应于婚后尽早生育，脆性 X 染色体前突变携带者的 POF 发生率高于正常妇女 3 倍，可经父母双亲传递。脆性 X 染色体前突变携带者如发生 POF，则前突变是通过父亲传递的。

2. 家族遗传性

家族性 POF 的发病率为 4%～31%。POF 是常染色体显性遗传或不完全外显性 X 连锁遗传疾病，患者家族的亲属中，发病率高达 100%，而非家族性散发者发病率仅为 1%。因此，POF 患者，应认真鉴别是家族性或非家族性（散发性）卵巢早衰。Falsetti 分析了 50 例生育后期的卵巢早衰，发现 52.5% 为特发性，45% 为免疫原性，2.5% 为染色体性。

3. 促性腺激素基因、分子和受体异常

（1）FSH 受体（FSH-R）基因突变：POF 是人类促性腺激素受体（FSHR）的纯合子突变或杂合子突变的结果。纯合子突变可引起部分性 FSH 抵抗综合征。杂合子突变包括 2 种类型：①细胞外区段的 Asp224Val 突变；②FSHR 第 3 个细胞外环 Leu601Val 突变。FSHR 基因突变可引起靶细胞膜的损伤，引起富含甘露糖前体物质增加。Leu601Val 突变的 FSHR 所激活的腺核苷酸环化酶仅显示 12%±3% 的残基活性，而 Asp224Val 突变的 FSHR 则显示 24%±4% 活性，另外，FSHRAsp224Val 和 Leu601Val 突变的患者呈现 POF 的临床生物学组织表型，其中血清雌二醇和抑制素 B 升高，应用基因重组 FSH 治疗不能促进卵泡生长发育。

（2）LH 受体（LH-R）基因突变：LH 的分子结构异常与女性生育力密切相关。应用 PCR-片段长度多态性研究发现，人类 LH-β 亚基可发生 2 种变异：①LH-β 亚基中 Trp8 被 Arg8 替换，或 Ile15 被 Thr15 替换；②Ser102 被 Gly102 替换。第 1 种突变在正常和月经失调妇女中的发生率分别为 10% 和 11.9%，其与月经失调无明显相关性。第 2 种突变在正常和月经失调妇女中的发生率分别为 0 和 4%，表明第 2 种 LH-β 亚基突变与月经失调和生育力相关。

Conway 应用 DNA 分析未发现卵巢早衰、卵巢抵抗综合征（ROS）和多囊卵巢综合征三者与 FSH 受体基因突变相关，因以上三者的 Thr307/Ser680 等位变异发生概率相同。因此认为，FSH 受体的多型性与卵巢病理变化间无相关性。

4. 高半乳糖血症

卵巢早衰常伴有高半乳糖血症，原因是调节半乳糖代谢的基因（Q188R）突变，可引起红细胞内半乳糖-1-磷酸尿嘧啶转移酶功能缺陷，使红细胞内半乳糖浓度≥3.5mg/dL，其基因组型多为 Q188R/Q188R。血清半乳糖和（或）半乳糖-1-磷酸盐升高可引起卵巢实质性损害，其在胚胎期可抑制原始性细胞向生殖嵴迁徙，引起卵巢内始基卵泡数目减少。另外发现，POF 也存在 17α-羟化酶和 17β-羟化酶缺陷。

5. 自身免疫功能缺陷

卵巢早衰患者存在多种自身免疫性抗体或伴有自身免疫性疾病。Falsetti 等观察发现，生育后期 POF 妇女中存在 1 种以上自身免疫抗体者占 45%，其中抗甲状腺微粒体抗体检出率为 27.5%，抗核抗体为 20%，抗甲状腺球蛋白抗体为 12.5%。自身免疫抗体阳性的妇女，卵巢体积明显缩小，卵泡数目减少。另外发现，青春期后发病的 POF 均表现为继发性闭经，高胆固醇血症，其 HDL 降低，而 LDL 升高。

Ishizuka 等测定 32 例染色体核型正常的 POF 的抗核抗体（ANA）发现，≥30 岁的 POF 患者中抗核抗体阳性率为 77%（10/13）。染色体核型正常，仅 ANA（+）者中，50% 有卵泡发育。染色体核型正常者中 77% 无 ANA，而染色体核型异常者中仅有 38% 无 ANA。另外发现，所有患者均存在 X 染色体末端的微小缺失，故认为 ANA 是 POF 发生的免疫学机制之一。

自身免疫性卵巢衰竭即患者血中存在抗卵巢抗体、抗核抗体、抗多器官特异性体液抗体。卵巢内可见间质淋巴细胞、浆细胞浸润、卵细胞减少或消失、颗粒—卵泡膜细胞减少和黄体溶解。血浆中抗受体抗体可阻抑 FSH 作用，或引起受体后功能缺陷。该类患者也常合并多种自身免疫性疾病，包括甲亢、甲低、重症肌无力、甲旁低、恶性贫血、抗胰岛素性糖尿病和 Schmidt 综合征（疑核和副神经核损害综合征）。免疫缺陷性疾病：毛细血管性共济失调和 DiGeorge 综合征（第 3、4 咽囊综合征）。

某些自身免疫性卵巢炎引起的原发性或继发性低雌激素血症和低促性腺激素血症，闭经，而卵巢活检仍存在卵泡的患者血浆中存在抗卵巢抗体（包括抗促性腺激素受体抗体），其占 POF 患者的 15%～40%。卵泡周围淋巴细胞浸润在 POF 发病的早期较为明显。

自身免疫性卵巢炎与全身性自身免疫性疾病相关。桥本甲状腺炎，混合性异质性抗体（器官损伤性抗酶抗体），受体激动药和受体阻断药可引起暂时性或永久性甲状腺功能损害。自身免疫性卵巢炎与人类白细胞抗原 DR3 位点（HLA-DR3）相关。自身免疫性卵巢炎合并 Addison 病的概率为 25%，即存在抗类固醇合成酶抗体，其同时引起肾上腺和卵巢功能损害。如 POF 患者血浆中不存在自身抗体和存在引起特发 POF 的原因，而卵巢活检证实仍存在卵泡者，称为特发性卵巢早衰或抵抗卵巢综合征。

6. 抑制素异常

抑制素基因突变所致的抑制素结构和功能异常是 POF 的病因之一。抑制素是由发育卵泡中颗粒细胞分泌的小分子多肽，其选择性抑制垂体 FSH 的分泌。Shelling 等对 43 例 POF 患者的单链构象多型性分析（SSCP）和 DNA 测序观测发现 3 例因 INHα 基因突变引起的 POF，发生概率为 7%，其突变发生于 INHα 基因 769G-A 之间的移位。POF 时 INHSSA 基因突变也可为 1032C-T 间移位。

7. 卵泡生成障碍

卵泡生成障碍占 POF 总数的 50.7%，包括：①无性腺症者占 13.58%；②无卵泡症者占 80.25%；③仅有始基卵泡者占 3.7%；④有小卵泡和淋巴细胞浸润者占 1.2%；⑤有次级卵泡和血铁质沉着者占 1.2%。

8. 卵细胞储备过少或耗竭过多

如胚胎期从卵黄囊迁入卵巢内生殖细胞过少，或卵泡膜—颗粒细胞不能生成足量的卵母细胞成熟分裂抑制因子，可使仅有的少数卵母细胞在提前完成第一次成熟分裂后过早凋亡和耗竭殆尽。X 染色体数目和结构异常及后天性物理、化学、放射、腺病毒感染也加速卵母细胞丢失和过早退化。

（二）病理类型

（1）无卵泡型：染色体核型异常，卵巢内无卵泡，仅含有纤维组织和少量间质。

（2）有卵泡型：染色体核型正常，卵巢内有少量始基卵泡但无卵泡发育系列。应用大剂量促性腺激素仍不能促进卵泡发育和引起排卵者，称为卵巢不敏感（抵抗）综合征。

（三）临床表现

原发性闭经者多为无卵泡型性腺发育不全、性幼稚及染色体核型异常。继发性闭经者多为有卵泡型，即 40 岁以前过早绝经，即月经初潮后渐进出现月经稀发、月经过少、闭经和不孕及卵巢脱落症状。包括潮红（20%～70%），自汗、心悸、阴道干涩、性器官和乳房萎缩、骨质疏松症，或合并某种自身免疫性疾病。个别患者可有正常生育力和妊娠，而后突然发生过早绝经。

（四）诊断

40 岁以前绝经，促性腺激素升高（FSH 和 LH≥40mU/mL，FSH/LH≤I），性激素降低（E_2≤15pg/mL），PRL 正常，甲状腺和肾上腺功能正常。染色体核型分析，性腺活检和免疫学检查可确诊病因和相关疾病。

（五）治疗

（1）无卵泡型卵巢早衰妇女给予雌、孕激素周期治疗，促进月经恢复，改善卵巢脱落症状和防治骨质疏松症，希望生育者可通过接受赠卵辅助生育。

（2）有卵泡型卵巢早衰妇女则可给予促排卵治疗（hMG-hCG 或 GuRHa 脉冲疗法）。

（3）自身免疫性疾病引起的卵巢早衰应积极治疗原发性疾病。

二、卵泡膜细胞增殖症

1. 发病机制

卵泡膜细胞增殖症是一种非肿瘤性疾病，其病理特点是在远离卵泡的间质内存在巢性黄素化卵泡膜细胞增生，过多雄激素生成引起闭经、去女性化和男性化表现。

2. 临床表现

继发性闭经，不孕、明显去女性化和男性化表现。卵巢正常或增大。

3. 诊断

FSH、LH 正常或降低，睾酮、二氢睾酮、雄烯二酮、雌酮明显升高。与 PCO 鉴别要点是：雄激素、雌酮分泌更高，男性化症候更严重，不并存 PCO，对氯底酚胺治疗无反应，确诊依靠卵巢组织学检查。

4. 治疗

剖腹探查，卵巢楔切，抗雄激素和促排卵治疗。

三、卵巢内分泌肿瘤

临床引起闭经、去女性化和男性化症候的卵巢肿瘤包括：含睾丸细胞瘤、成性腺细胞瘤、类脂细胞瘤、门细胞瘤男性化母细胞瘤、类肾上腺瘤和 Leydig 细胞瘤。该组患者卵巢增大多为实质性肿瘤，GnH 和 E_2 降低，T_0 和 17KS 增高。超声和 CT 可确诊部位和肿瘤性质，一经确诊应立即手术切除。

第六节　子宫性和下生殖道性闭经

一、宫颈—宫腔粘连症

宫颈-宫腔粘连症（Intrauterine Adhesion，IUA），是子宫颈管和子宫内膜腔损伤、感染、粘连和完整性破坏引起的闭经。

（一）病因

主要为子宫内膜损伤和感染，包括妇产科手术、刮宫、宫腔镜、宫颈电熨、子宫内膜切除术和宫腔内感染（如结核、血吸虫病、阿米巴病和放线菌病）破坏子宫内膜，引起子宫壁组织粘连、瘢痕瘀浊和宫颈管或子宫腔粘连闭锁。

IUA 占继发性闭经 1.7%，占不孕症 40%。据报道，世界 11 个国家 2981 例妊娠子宫刮宫术后并发 IUA 占 91%（人工流产 66.7%，足月产后刮宫 21.5%，剖宫产 2%，葡萄胎刮宫 0.6%），宫颈子宫手术损伤占 4.2%，内膜结核占 4%。

（二）病理

IUA 时子宫内膜活检呈分泌相者为 80%，增生相者为 12%，萎缩相者为 5%，增殖症者为 3%。刮出物为子宫内膜者 65%，纤维组织者 25%，子宫颈管内膜者 7.5%、子宫内膜基底层者 6%，平滑肌组织者 4%。

（三）临床表现

依粘连部位和范围而异。如单纯宫颈闭锁可致宫腔积血，而宫腔完全粘连闭锁可致闭经。据 2151 例 IUA 症状分析：不孕者占 43%，习惯性流产者占 14%，闭经者占 37%，月经稀少者占 33%，痛经者占 2.5%，月经过多者占 1%，胎盘早剥者占 1%，早产者占 0.5%，前置胎盘者占 0.1%，月经仍正常者为 6%。

（四）诊断

妇科手术史（流产、诊刮、宫颈电熨）、继发性闭经、不孕、H-P-O 轴内分泌功能正常、雌—孕激素试验（－）、宫腔镜和子宫输卵管造影可明确诊断。目前子宫性闭经的诊断主要依靠宫腔镜检查，为此世界各国制定了不同的诊断标准。

1. 美国生育协会诊断标准（AFS）

详见表 3-1。

表 3-1　美国生育协会诊断标准

宫腔粘连评分	0	1	2	4
粘连范围		1/3	1/3～2/3	≥2/3
粘连类型		膜状	细小膜状	粗大膜状
月经变化		正常	稀少	闭经

注：粗大粘连包括肌性和结缔组织粘连。粘连分级：1～4 分为轻度；5～8 分为中度；9～12 分为重度。

2. Valle & Sciarra 分级（宫腔镜分级）

（1）轻度：子宫内膜基底层膜状粘连，可为局部或广泛的粘连。

（2）中度：纤维肌层较厚的粘连，表面覆盖子宫内膜。分离粘连易于出血和宫腔部分闭锁。

（3）重度：结缔组织粘连，宫腔无正常子宫内膜组织。较难分离粘连，宫腔完全闭锁。

（五）治疗

宫腔镜分离宫颈—宫腔粘连后放置 IUD，术后酌情给予性激素周期治疗，促进子宫内膜修复和月经重建。术后月经恢复者 84%，月经稀少者 11%，仍闭经者 5%，妊娠率 5%～16%。

二、下生殖道畸形

女性下生殖道（子宫、阴道和处女膜）发育异常是副中肾管（苗勒管）、泌尿生殖窦分化异常所致。在女性分化过程中，副中肾管头端至尾端依次分化为输卵管、子宫和阴道上段，而泌尿生殖窦分化为阴道下段。因此，子宫、宫颈、阴道和处女膜发育异常引起闭经。临床常见的下生殖道畸形引起的闭经如下。

（一）无孔处女膜

1. 应用解剖

处女膜位于窦阴道球和尿生殖窦之间，为肌性膜状结构。胚胎发育过程中，在阴道和外阴部分化同时，闭锁的处女膜穿通后将阴道与阴道前庭连接起来。处女膜为外阴和阴道的分界线，其形态各异。青春期月经来潮后，经血即通过处女膜流出体外。如胚胎期处女膜不穿通即形成无孔处女膜。

2. 诊断

青春前期，无孔处女膜无任何症状。无孔处女膜多于青春期或月经初潮后，因原发性闭经，周期性腹痛，或子宫阴道内积血，急性腹痛而就诊。依月经血潴留多少，可形成阴道积血、宫腔积血、输卵管积血和腹腔积血。

子宫阴道积血可引起耻骨上剧痛。阴道子宫积血则引起下腹部疼痛，盆腔包块，排尿困难，尿频和尿失禁。盆腔积血则可出现腹膜刺激症状。查体发现，处女膜高度膨隆，呈紫蓝色，有波动感。穿刺可抽出黏稠的经血。极个别患者，处女膜可有一小如针尖的细孔，月经期有少量经血流出。无孔处女膜可伴有泌尿道畸形。

3. 治疗

无孔处女膜切开成形术。

（二）先天性无阴道

1. 应用解剖

阴道由子宫阴道管与尿生殖窦顶端融合并腔化而成。实质性阴道索由融合的副中肾管尾端细胞增生而成，并与来自尿生殖窦下后方的窦阴道球，即双侧内胚层阴道原基相连接。窦阴道球逐渐向头端延伸并与阴道索的尾端相融合而形成阴道板。此后，阴道板腔化而形成阴道。因此，阴道上 1/3 来源于副中肾管，而阴道下 2/3 则来源于尿生殖窦。阴道中下段上皮主要来源于尿生殖窦的内胚层细胞，仅阴道上 1/3 区段上皮来源于副中肾管。胚胎发育的早期阴道管即已开放并与子宫和输卵管相连接，但阴道完全腔化直到尿生殖窦鳞状上皮索侵入后才最终完成。

2. 诊断

先天性无阴道也称为 Mayer Rokitansky-Kuster-Hauser syndrome。临床主要表现为原发性闭经和婚后性交困难或性交痛。体格和乳腺发育正常。妇科检查外阴发育不良、阴毛稀疏、无阴道开口，可见处女膜残迹、尿道口下移、会阴体发育不良。有时内陷的处女膜可内推入 2～3cm。肛诊检查触及不到子宫。

超声检查，无阴道，双侧附件区可见到发育不良的实质性而未腔化的幼稚子宫。双侧卵巢发育正常，甚至可见发育卵泡。1/3 患者存在肾和泌尿道畸形，包括多囊肾、盆腔肾、单肾和单输尿管畸形。

3. 治疗

阴道成形术，术后仅能进行性生活而无月经和生育力。

（三）阴道横膈

1. 应用解剖

阴道横膈发生率为 1/72000～1/2100。妊娠第 5 周，副中肾管体腔上皮开始发育，第 8 周时与尿生殖窦上皮相连接，形成上下贯通的阴道管腔。如其间发育停滞，或上下贯通障碍即形成阴道横膈。阴道横膈多位于阴道的中上段，即尿生殖窦阴道板和副中肾管窦阴道球融合处，其次为中段和下 1/3 段。

阴道横膈可发生于阴道不同部位。依阴道横膈发生部位可分为高位和低位阴道横膈。依横膈结构分为完全性和部分性阴道横膈。阴道横膈厚度不一，薄者几毫米，厚者几厘米甚至阴道全长。阴道横膈可为单一性或双重性完全横膈。据报道，阴道上段横膈占 46%，中段横膈占 35%～40%，下段横膈占 1%～19%。

较厚的阴道横膈可遮蔽宫颈、阻塞经血引流引起子宫腔—腹腔内积血、阴道—子宫腔积血。阴道横膈较少伴有尿道和其他畸形，但有报道阴道横膈合并先天性无肛、双角子宫者。阴道横膈的上表面被覆腺体上皮，而下表面则被覆鳞状上皮。一旦阴道成形后，其上表面腺体上皮即可转化为鳞状上皮。

2. 诊断

阴道横膈少女表现为原发性闭经，周期性腹痛，盆腔包块和压迫症状。婚后妇女则诉有性交困难，性交痛和不孕。经血逆流入腹腔可引起盆腔子宫内膜异位症和广泛盆腔器官粘连。不完全性阴道横膈常有一针眼大小的裂隙，可部分地引流经血。但引流不畅仍可继发感染形成阴道积脓。不完全性横膈偶可妊娠。如阴道上段与膀胱间形成瘘管则引起周期性血尿。阴道横膈合并的先天性畸形包括尿道畸形、主动脉狭窄、房间隔缺损、脊柱畸形。患者中不孕、子宫内膜异位症和自然性流产发生率较高。

3. 治疗

横膈切开阴道成形术。

（四）阴道斜隔

1. 应用解剖

阴道斜隔是双侧副中肾管远端融合障碍引起的少见畸形。该类畸形中，阴道纵隔呈部分性，即一侧阴道纵隔于阴道中上段与对侧阴道侧壁完全融合，或部分融合，或于双侧宫颈中间形成宫颈瘘管。该类畸形分为 3 种临床类型。

Ⅰ型：完全性阴道斜隔，即阴道纵隔于阴道中段与对侧阴道侧壁融合而将阴道分成两个腔隙，一个与同侧子宫宫颈相通，而另一侧子宫宫颈与一阴道死腔（隔后腔）相通。

Ⅱ型：不完全性阴道斜隔，亦称为有孔阴道斜隔，即阴道纵隔与对侧阴道侧壁呈不完全性融合，而留有一狭窄的通道与阴道相通。

Ⅲ型：完全性阴道斜隔合并宫颈瘘管，即完全性阴道斜隔同时有双侧宫颈间瘘管形成。

2．诊断

妇科检查为双子宫，单子宫颈，单阴道。完全性阴道斜隔一侧子宫经血引流通畅，而另一侧经血潴留而引起周期性腹痛和盆腔包块。不完全性阴道斜隔和有宫颈瘘管者常因经血引流不畅而引起经血潴留和感染，患者常诉有慢性腹痛，恶臭阴道排液。子宫输卵管造影、腹腔镜和静脉肾盂造影有助于明确诊断。该症常合并尿道畸形（单侧肾脏、马蹄肾和输尿管畸形）。

3．治疗

阴道斜隔切除成形术。

第四章　多囊卵巢综合征

第一节　概述

多囊卵巢综合征（Polycystic Ovary Syndrome，PCOS）（以下简称多囊卵巢），是由多遗传因素、多基因和多环境因素引起的下丘脑—垂体—卵巢轴功能紊乱、月经失调（月经稀发或闭经）、持续无排卵、不孕、胰岛素抵抗（Insulin Resistance，IR）、高胰岛素血症（Hyperinsulinemia，HI）、高雄激素血症（Hyperandrogenemia，HA）和卵巢多囊性变为特征的异质性疾病。多囊卵巢近期引起月经失调、持续无排卵、不孕、肥胖、多毛和卵巢增大，远期则引起胰岛素抵抗代谢综合征、2 型糖尿病、心血管疾病、乳腺癌和子宫内膜癌。生育期妇女多囊卵巢发生率为 4%～10%，其中 20～30 岁年轻妇女占总数 85.3%。多囊卵巢占妇科内分泌疾病的 8%，占不孕症的 0.6%～4.3%，占无排卵不孕的 30%～40%，妇科手术时的检出率为 1.4%，尸体解剖时检出率为 3.5%。

一、病因

多囊卵巢是由遗传、内分泌、代谢和环境因素引起，从胎儿期至青春期下丘脑—垂体—卵巢轴和肾上腺轴功能紊乱引起的临床和生物化学表型异质性疾病。多囊卵巢的发生与遗传学因素，下丘脑—垂体轴 GnRH-Gn 脉冲式释放节律异常，IR、HI 和 HA，卵巢和肾上腺类固醇激素酶系统功能失调，瘦素功能异常等有关。

二、发病机制

1. 遗传

多囊卵巢为常染色体显性遗传、X-伴性（连锁）遗传或基因突变引起的疾病，患者染色体核型多数为 46，XX，或存在染色体嵌合或畸变，包括 46，XX/45，XO；46，XX/46，XXq 和 46，XXq 等。多囊卵巢患者存在家族遗传易感性，母亲和同胞姊妹患病率分别为 24% 和 32%，明显高于正常妇女人群（4%～10%）；2 型糖尿病患病率为 39.1%，明显高于正常妇女人群（7.6%）；双亲 2 型糖尿病发生率高于正常妇女人群 1.89 倍；HA 发生率为 50%。

2. 基因异常

多囊卵巢无特定的致病基因，但多种基因异常与类固醇激素生成、IR、HI、HA 和代谢综合征的发生相关。

（1）GnRH/GnRH-R 基因、FSH/FSH-R 基因和 LH-β 基因。

（2）甾体激素合成酶基因，包括芳香化酶基因、17α-羟化酶/17，20 裂解酶基因、21 羟化酶基因、胆固醇侧链裂解酶基因、11β-羟基类固醇脱氢酶（11β-HSD）基因，其中 CYP11a 等位基因多态性与多囊卵巢和 HA 相关。

（3）胰岛素和胰岛素受体基因，其中编码胰岛素受体底物蛋白（IRS-1）和 IRS-2 基因多态性增加多囊卵巢妇女 2 型糖尿病的易感性。

（4）卵泡抑素基因。

（5）短型雄激素受体等位基因相关的 C-A-G 3 个核苷酸的重复现象。

（6）常染色体 11q22PR 基因缺失。

（7）瘦素基因密码子 133 单一鸟嘌呤核苷酸缺失相关的纯合子框架偏移性突变引起先天性肥胖和不孕，而人类前激素转化酶 I 基因（PCI gene）突变引起糖耐量异常、肾上腺功能障碍和下丘脑性性腺功能减退。

（8）过氧化物酶体增殖活化受体（Peroxisome-Proliferation-Activated Receptors-γ，PPAR-γ）基因外显子 6 内 C→T 替换频率增加。

（9）性激素结合球蛋白基因是多囊卵巢易感基因，其基因启动子（TAAAA）n 重复多态性与多囊卵巢妇女 HA 和 SHBG 降低相关。

（10）蛋白磷酸酶-1 调节亚单位（PP1RS）基因。

（11）钙蛋白酶 10（calpain10）基因。

（12）葡萄糖-6-磷酸脱氢酶（H6PD）基因突变等。

3．GnRH-Gn 脉冲释放节律异常

（1）下丘脑 GnRH 脉冲发生器功能异常：高频率 GnRH 脉冲释放增强 LH-mRNA 表达，引起 LH、垂体激活素结合蛋白和卵泡抑素分泌增加，LH-卵泡膜-间质细胞轴功能亢进，FSH-颗粒细胞轴功能减退，HA，慢性无排卵和不孕。

（2）中枢神经系统、下丘脑和外周血中神经递质功能异常：表现为阿黑皮素及其衍生物 β-促脂素（β-LPT）、β-内啡肽和 rMSH 活性增强，负反馈抑制促性腺激素生成和分泌。

4．胰岛素抵抗和高胰岛素血症

（1）胰岛素基因和胰岛素受体突变：多囊卵巢 IR 和 HI 由胰岛素基因和胰岛素受体基因突变引起。胰岛素基因突变引起胰岛素生成减少、胰岛素-IGF-1 功能和糖原生成障碍；胰岛素受体基因突变引起胰岛素受体生成减少、受体结合力降低和受体后机制缺陷；胰岛素受体丝氨酸过度磷酸化，通过阻断与丝/苏氯酸激酶活性相关的胰岛素受体信号通路引起 IR；受体酪氨酸激酶活性降低引起 HI 和 HA；血浆松弛素—胰岛素家族成员胰岛素样因子-3 分泌增加引起血清总睾酮（TT_0）、游离睾酮（FT_0）、17 羟基孕酮（17OHP）、LH、卵巢内小窦状卵泡数量增加和多囊性变。

（2）胰岛素抵抗和高胰岛素血症引起高雄激素血症：多囊卵巢妇女糖耐量试验异常率高于健康妇女 5～10 倍，IR 和 HI 促进垂体 LH 分泌增加，引起卵巢卵泡膜细胞和间质细胞通过 Δ^4 途径生成大量雄激素，血浆总睾酮、雄烯二酮（Δ^4-dione）、雄烯二醇（Δ^5diol）和 17OHP 升高引起卵巢性 HA。同时，肾上腺网状带脱氢表雄酮（DHEA）和硫酸脱氢表雄酮（DHEAS）分泌增加引起肾上腺性 HA。IR、HI 和 HA 抑制肝脏 IG-FBP-1 和 SHBG 生成，引起血浆 IFCM 升高，后者增强 LH 促进卵泡膜-间质细胞雄激素生成作用，引起血浆游离睾酮和二氢睾酮（DHT）升高，进一步加重 HA。

5．下丘脑—垂体—卵巢轴功能失调

（1）青春前期卵巢性高雄激素分泌：是胎儿卵巢对 HA 遗传易感性增强和早期卵泡发育障碍的结果。胎儿期 HA 可程序性引起高 LH 血症、中心性肥胖、IR、HI 和 PCOS 表型变化。原发性 HA 由 IR、HI 和内脏脂肪组织代谢活性物质所引起。初潮后月经失调少女，血浆 TT_0、FT_0、LH、LH/FSH、

Δ^4-dione 升高和 SHBG 降低是多囊卵巢的早期征象。

（2）LH-卵泡膜细胞轴功能亢进引起高雄激素血症：①高 LH 血症增强 17α-羟化酶（P450CYP17）活性，引起卵巢卵泡膜细胞 17OHP 和 Δ^4-dione 生成率分别增加 8 倍和 20 倍；②17α-羟化酶丝氨酸过度磷酸化，通过增强 C17，20-侧链裂解酶活性，增加雄激素生成；③丝氨酸基因突变促进 P450C17 和胰岛素受体-β 链过度磷酸化，抑制胰岛素受体 β 酪氨酸磷酸化引起 IR、HI 和 HA；④高 LH 血症促进卵泡膜细胞 LH 受体、类固醇激素合成快速调节蛋白、胆固醇侧链裂解酶、17α-羟化酶/17，20 裂解酶活性增加，引起颗粒、卵泡膜细胞黄素化和 HA。

（3）FSH-颗粒细胞轴功能减退引起卵巢多囊性变：①FSH 浓度降低不能促进卵泡成熟发育，引起卵巢大量小型窦卵泡积聚和多囊性变；②FSH 降低引起卵泡颗粒细胞芳香化酶活性降低，使雌激素生成处于卵泡早期水平（70～80pg/mL），该浓度可反馈性抑制垂体 FSH 分泌，但不能形成排卵前雌激素高峰诱发 LH 高峰和排卵；③FSH 和颗粒细胞芳香化酶活性降低不能促进 C19 类固醇（T_0 和 Δ^4-dione）转化为雌激素，引起卵巢内雄激素浓度增加，卵泡凋亡和闭锁。

（4）卵巢内细胞因子功能异常：卵巢自身生成多种细胞因子和肽类，包括胰岛素、IGFs、TGF-β、TGF-α、TNF-α、ILs、FGF-α、VEGF、抑制素、卵泡抑素和瘦素等，通过自分泌和旁分泌机制引起 PCOS。

6. 下丘脑—垂体—肾上腺轴功能失调

（1）青春前期肾上腺功能早现和迟发型（成人型）先天性肾上腺皮质增生：是引起肾上腺性和卵巢性 HA，青春期 IR、HI 和 PCOS 的重要原因。多囊卵巢妇女血清中 57%DHEA 和 DHEAS 来源于肾上腺。GnRHa 治疗仅能抑制卵巢性 HA，但不能抑制肾上腺性 HA。

（2）HI 和 IGF-1 共同增强 ACTH 促进 P450c17 活性和肾上腺雄激素生成：其作用类似于 LH、IGFs 和胰岛素增强卵泡膜细胞 P450c17 作用，呈现促性腺激素辅助因子作用。

（3）肾上腺网状带雄激素生成限速酶 17α-羟化酶和 17，20 侧链裂解酶活性增强：通过 Δ^5 代谢途径生成过多的 17 酮类固醇（17-ketosteroids，17KS），包括 DHEA、DHEAS、Δ^4-ditme 和 17OHP，其中肾上腺静脉中 DHEA 浓度高于外周血 100 倍。地塞米松治疗抑制肾上腺 17KS 分泌，但不影响 17 羟类固醇分泌。

7. 脂肪—瘦素—神经肽 Y 轴功能异常

（1）下丘脑神经肽 Y—瘦素—促生长激素神经肽—胰岛素轴功能异常：瘦素是脂肪细胞分泌的肽类激素，为 ob 基因产物，也是中枢神经系统—下丘脑与外周组织器官（肝脏、胰腺、卵巢、脂肪）对话的递质。瘦素受 NPY、胰岛素、糖皮质激素和儿茶酚胺调节。瘦素基因密码子 133 单一鸟嘌呤核苷酸缺失相关的纯合子框架移码性突变引起先天性肥胖和不孕。

（2）瘦素从下丘脑—垂体和卵巢两个层面调节卵泡发育和成熟：血浆瘦素 mRNA 表达和瘦素水平与脂肪组织储备和分布密切相关，与睾酮和 LH/FSH 比值无关。存在瘦素抵抗、高瘦素血症、闭经和肥胖妇女，通过增加 CRF 和肾上腺素活性引起高皮质醇血症。

（3）多囊卵巢妇女存在瘦素抵抗和高瘦素血症：肥胖通过增加卵泡液中瘦素浓度，降低卵巢对促性腺激素的敏感性和抑制排卵。卵泡液/血浆瘦素浓度比与 FSH 累积剂量和胰岛素抵抗指数相关。因此血浆和卵泡液瘦素检测可作为评价辅助生育预后的指标。

8. 肥胖和脂代谢异常

（1）肥胖与PPARγ受体功能失调：过氧化物酶增殖物激活受体（Peroxisome Proliferator Activated Receptor，PPAR）是将营养信号翻译成基因表达的核内受体，参与细胞内外脂代谢基因表达、脂肪和能量代谢。多囊卵巢IR和HI通过增强PPAR-γ磷酸化和转录活性引起肥胖。腹部脂肪细胞β_2-肾上腺素受体浓度、蛋白激酶、脂酶和儿茶酚胺促脂解活性降低引起上腹部肥胖；HA通过促进α_2-肾上腺素抗脂肪分解作用引起中心性肥胖；上腹部肥胖与游离睾酮增高相关；下腹部肥胖与过多的Δ^4-dione向雌酮（E_1）转化相关。脂肪细胞芳香化酶转录活性随年龄增长而增强，引起臀部、股部和下腹部脂肪沉积和肥胖。

（2）脂代谢异常：表现为血浆三酰甘油（Triglyceride，TG）、低密度脂蛋白—胆固醇（LDL-C）、极低密度脂蛋白—胆固醇（VLDL-C）、载脂蛋白A-1，-B和游离脂肪酸（FFA）升高，而高密度脂蛋白—胆固醇（HDL-C）降低。血浆纤溶酶原激活因子抑制因子-1（PAI-1）升高引起高血压、冠心病和易栓症。HI和HA引起载脂蛋白A-1和HDL2α降低，而HDL3c、HDL2b、TG、动脉硬化性脂蛋白B增高（54%），继而引起血管内皮功能损害、慢性血管炎症、C反应蛋白升高，增加发生冠心病的危险性。

（3）血清Mg^{2+}降低，Ca^{2+}/Mg^{2+}比值升高，IR、中心性肥胖和高脂血症共同增强机体氧化应激反应：引起血清同型半胱氨酸和尿酸升高，降低二尖瓣舒张早期最大血流量和早期/晚期血流量比值，引起高血压和心、肾功能损害。

9. 生长激素-IGF-1系统功能异常

（1）生长激素释放振幅降低50%，引起低生长激素血症：非肥胖型多囊卵巢妇女GH释放振幅增加30%，引起高生长激素血症。胰岛素和GH作为促性腺激素辅助因子促进卵泡膜细胞雄激素生成增加。GH促进下丘脑卵泡抑素生成，降低激活素和FSH分泌。

（2）HI促进肝脏GHBP生成，抑制IGFBP-1生成：血清GHBP浓度升高2倍，游离型GH生物利用率，IGF-1/IGFBP-1比值升高10倍，引起卵泡膜细胞IGF-1生物利用率升高和雄激素生成增加。

三、临床表现

1. 月经失调、无排卵和不孕

多囊卵巢妇女初潮年龄正常或延迟，初潮后出现月经稀发、月经过少或闭经。多囊卵巢妇女原发性和继发性闭经发生率分别为5%和51%～77%；12%月经周期仍正常；30%～40%合并高催乳素血症（Hyperprolactinemia，HPRL）；不孕发生率为74%（35%～94%）；黄体功能不全发生率为22%～29%。

2. 高雄激素血症、肥胖和多毛症

多囊卵巢妇女，高雄激素血症引起男性型（中心型）肥胖、多毛、脂溢、痤疮和脱发。多毛发生率为69%（17%～83%），多毛主要出现于上唇、下颌额侧、乳晕、胸、腹部、耻骨上、股内侧和小腿外侧。严重和快速发展的多毛症和男性化应注意排查肾上腺和卵巢男性化肿瘤。

女性肥胖定义为BMI≥25kg/m²。女性肥胖型（梨形），脂肪集中分布于臀部与股部。多囊卵巢妇女的肥胖为男性型（苹果形）肥胖，即中心型肥胖，脂肪集中分布于腹部、内脏、大网膜和肠系膜，腰围/臀围比率增加，是易于发生心血管疾病的高危性肥胖。

3. 胰岛素抵抗代谢综合征

胰岛素抵抗代谢综合征（Insulin Resistance Metabolic Syndrome，IRMS），简称代谢综合征（Metabolic Syndrome，MS），是由 IR 和 HI 引起，以高血糖、高血脂、高血压、易栓症、中心性肥胖、2 型糖尿病和心血管疾病为特征的综合征，也称为多高危因素综合征或 X 综合征。正常健康妇女人群 IRMS 发生率为 6%，肥胖型多囊卵巢妇女 IRMS 发生率为 41%（16%～49%）。

（1）国际 2 型糖尿病联合会代谢综合征的诊断标准共 5 项，其中：①中心性肥胖为诊断的必备条件，即女性腰/臀围比≥0.8；或腰围≥80cm。另外 4 项（2～5 项）为备选标准，其中有 2 项者即可诊断代谢综合征。②三酰甘油（TG）≥1.7mmol/L 并进行治疗者。③空腹血糖（FBS）≥5.6mmol/L 或以前诊断为 2 型糖尿病者。④高密度脂蛋白—胆固醇≤1.29mmol/L，并进行治疗者。⑤高血压，≥130mg/85mg；或以前诊断为高血压并进行治疗者。

（2）中华医学会 2 型糖尿病学分会代谢综合征的诊断标准为 4 项，具备其中 3 项或全部者即可确立诊断。具体标准（女性）为：①超重或肥胖，体重指数（BMI）≥25（kg/m^2）；②高血糖症，即 FBS≥6.1mmol/L 或餐后 2 小时血糖≥7.8mmol/L，或已确诊为 2 型糖尿病者；③高血压症，≥140mg/90mg，或已确诊为高血压并治疗者；④高脂血症，TG≥1.7mmol/L，HDL-C≤1.0mmol/L 者。

4. 黑棘皮症

多囊卵巢妇女中 30%～50%存在黑棘皮症。黑棘皮症是颈后部、腋部皮肤棕黑色沉着、表皮角化过度、乳头瘤样病变，与胰岛素受体基因突变引起的外周组织胰岛素受体减少、IR 和 HA 相关。

5. 卵巢多囊性变

典型的多囊卵巢为双侧对称性多囊性增大，被膜光滑、增厚、坚韧、无血管、呈牡蛎色或灰银白色，反光增强。多囊型卵巢（PCO-Ⅰ型）体积大于正常卵巢 2～4 倍，占 50%～75%。硬化型卵巢（PCO-Ⅱ型），占 20%～30%，卵巢体积正常或轻度增大。

6. 合并症和并发症

（1）子宫内膜癌：年龄≤40 岁的子宫内膜癌患者中，19%～25%存在多囊卵巢疾病。多囊卵巢妇女，外周组织（脂肪、肠道和肝脏）芳香化酶和 17-β 羟基类固醇脱氢酶（17-βHSD）活性增强，而雌激素羟化和 17-β-氧化活性降低，促进 T$_0$ 和 Δ^4-dione 转化为雌酮（E$_1$）引起高雌激素血症（Hyperestrogenemia，HE），进而引起子宫内膜增生过长（单纯性增生/复杂性增生/不典型增生）和子宫内膜癌。

（2）乳腺癌：乳腺癌为雌激素依赖性肿瘤。多囊卵巢妇女，长期无排卵和单一雌激素刺激可引起乳腺小叶增生、腺瘤和乳腺癌，因此多囊卵巢妇女应注意检测乳腺变化。

（3）2 型糖尿病（非胰岛素依赖型糖尿病，NIDDM）：肥胖型多囊卵巢妇女中 50%存在 IR 和 HI，30%～40%合并 2 型糖尿病。多囊卵巢妇女 2 型糖尿病发生率随年龄增长而升高。糖耐量异常多囊卵巢妇女，妊娠后易发生妊娠糖尿病，围绝经期妇女 2 型糖尿病发生率为 13%，明显高于正常健康妇女（2%）。

（4）心血管疾病：多囊卵巢是引起冠状动脉硬化、高血压的独立高危因素。HI 和 HA 降低 SHBG 和 HDL，增加 TC、LDL、VLDL 和 TG，引起高脂血症、易栓症和高血压，易于发生动脉硬化和栓塞性疾病。

四、辅助检查

1. 促性腺激素测定

75%多囊卵巢妇女 LH 升高，FSH 正常或降低，LH/FSH≥3。由于 LH 分泌受 BMI 负反馈调节，当 BMI≤30kg/m² 时，LH 明显升高；当 BMI≥30kg/m² 时，LH 水平难以与正常妇女鉴别；当 BMI 和体重增加达到临界值时，间隔 30 分钟，连续测定 2 次 LH，计算 LH 平均值和 LH/FSH 比值具有临床诊断价值。多元回归分析发现，综合测定血清 LH、FSH 和雄烯二酮浓度诊断多囊卵巢的敏感性、特异性和准确性分别为 98%、93% 和 96%。

2. 性激素测定

(1) 雌、孕激素测定：多囊卵巢妇女，血清 E_2 相当于早期卵泡期水平（≤140pg/mL），而 E_1（正常值，卵泡期为 110～400pmol/L，黄体期为 310～660pmol/L）升高，E_1/E_2≥1。多囊卵巢妇女因无排卵，因此黄体期血浆黄体酮浓度<15ng/mL。

(2) 雄激素测定：多囊卵巢妇女，血清 TT_0（正常值≤1ng/mL）、FT_0（正常值 100～200pg/mL）、DHT（正常值 0.05～0.3ng/mL）、Δ^4-dione（正常值 1～2ng/mL）升高，提示卵巢性 HA。血浆 DHEAC（正常值 2.0～15μg/dL）和 DHEAS（正常值<200μg/dL）升高，提示肾上腺性 HA。

3. 催乳素测定

正常 PRL<25ng/mL（500μU/mL）。PRL≥25ng/mL 即为高催乳素血症，多囊卵巢妇女 HPRL 发生率为 25%～40%。

4. 肾上腺皮质激素测定

多囊卵巢妇女血浆 DHEA（正常值 2.0～15μg/dL）和 DHEASC（正常值<200μg/dL）升高。血浆 17OHP（正常值，卵泡期为 0.2～1μg/dL，黄体期为 0.5～3.5μg/dL）升高。17OHP≥800μg/dL，提示先天性肾上腺皮质增生症、21 羟化酶或 11β-羟化酶缺陷。17OHP 介于 200～800μg/dL，应进行 ACTH 应激试验，注药后 60 分钟，如 17OHP 升高，提示为先天性肾上腺增生症。

5. 甲状腺激素测定

多囊卵巢妇女甲状腺功能多正常，测定指标包括 TSH（正常值 0.27～4.2μU/mL）、T_3（正常值 0.8～2.0μg/mL，1.3～3.1nmol/L）、T_4（正常值 5.1～14.1μg/mL，66～181nmol/L）、FT_3（正常值 2.0～4.4pg/mL，3.1～6.8pmol/L）、FT_4（正常 0.93～1.7ng/mL，12～22pmol/L）。

6. 阿黑皮素衍生物测定

多囊卵巢妇女，血清促脂素、β-内啡肽和 β-MSH 升高，ACTH 正常或升高。TSH 和 GH 分泌正常。

7. 胰岛素抵抗的检测

(1) 直接法：包括胰岛素耐量试验、胰岛素抑制试验和正常血糖胰岛素钳夹试验。

(2) 间接法：包括口服葡萄糖耐量试验（OGTT）、持续滴注葡萄糖模型法、葡萄糖钳夹试验（高血糖钳夹试验）、微小模型法、稳态模型法、胰岛素敏感指数（IAI=1/FPG×FINS）、空腹血糖/胰岛素比值（HomaIR=FINS×FPG/22.5）等。

8. 糖尿病常用检查方法

(1) 空腹血糖（FPG/FBS）：正常 FBS≤6.1mmol/L；≤6.9mmol/L 为血糖升高；≥6.9mmol/L 为

2型糖尿病。

（2）空腹胰岛素（FINS）：正常空腹血浆胰岛素浓度为35～145pmol/L，升高即为HI。正常血浆IGF-1浓度为123～463μg/L，正常血浆IGF-1结合蛋白质浓度≤30ng/mL。

（3）空腹血糖/胰岛素比值（FPG/FINS ratio）：正常FPG/FINS≥4.5，比值≤4.5为IR。FPG/FINS比值诊断IR的敏感性为95%，特异性为84%，阳性预测值为87%，阴性预测值为94%，是筛查IR和评估治疗预后的良好指标。

（4）胰岛素敏感指数（HomaIR＝FINS×FPG/22.5）测定：与FPG/FINS比值相关。

（5）口服糖耐量试验：试验前测定空腹血糖，然后口服葡萄糖75g。服糖后2小时血糖≤7.8mmol/L为正常，7.8～11.1mmol/L为糖耐量异常，≥11.1mmol/L为2型糖尿病。

（6）胰高血糖素：空腹血浆胰高血糖素正常值为50～100ng/L；夜间禁食时为4.2～64mmol/L；≥7.8nmol/L为2型糖尿病。女性禁食72小时，正常值≥2.2mmol/L。

（7）C肽：正常血浆浓度为0.25～0.6nmol/L，C肽由胰岛B细胞分泌，因半衰期较长，可准确地反映胰腺B细胞功能。

9. 瘦素

正常血浆瘦素浓度为（17.6±4.9）ng/mL。胰岛素抵抗PCOS妇女，血浆瘦素浓度明显升高[（32.8±4.3）ng/mL]，LEP/BMI比值升高。

10. 脂代谢测定

多囊卵巢妇女脂代谢异常表现为：①血浆TC（正常值≤5.20mmol/L）和TG（正常值≤1.80mmol/L）升高；②FFA（正常值≤0.7mmol/L）升高；③LDL-C（正常值≤3.36mmol/L）升高；④HDL-C（正常值≥1.29mmol/L）降低。

11. 血浆肾素和血管紧张素测定

目的是评价肾素—血管紧张素—醛固酮系统功能和高血压状态。正常血浆肾素浓度为（3.2±1）μg/（L·h）（仰卧位）；（9.3±4.2）μg/（L·h）（坐位）。血管紧张素Ⅱ，血浆正常值为10～30ng/L。血浆肾素测定诊断血压正常的多囊卵巢敏感性和特异性分别为80%和71.4%。

12. 二十四肽促皮质素试验

二十四肽促皮质素试验目的是观察试验前后多囊卵巢妇女血清特异性肾上腺性雄激素指标11β-羟基雄烯二酮和11-羟基雄激素浓度变化。二十四肽促皮质素通过抑制ACTH分泌，减少肾上腺雄激素、11-羟基雄激素和皮质醇分泌，但不影响卵巢雄激素生成，因此有助于鉴别肾上腺性或卵巢性HA。

13. GnRHa-17α-羟孕酮试验

多囊卵巢妇女17α-羟化酶活性增强，而17,20侧链裂解酶活性降低，通过Δ⁴途径引起血清17OHP升高。GnRHa兴奋试验引起17OHP明显升高，升高幅度与卵巢体积大小相关。先用地塞米松抑制肾上腺功能，再进行GnRHa兴奋试验则不能引起17OHP升高。

14. 血清11β-羟基雄烯二酮测定

正常和多囊卵巢妇女血清11β羟基雄烯二酮（11-beta-hydroxyandrostenedione，11β-OHA）浓度无明显差异。由于多囊卵巢妇女血清Δ⁴-dione升高，因此Δ⁴-dione/11β-OHA比值高于正常妇女2倍，血清 11β-OHA 昼夜节律与 Δ^4-dione 和皮质醇相似。

15. GnRHa 和 ACTH 联合试验

目的是鉴别卵巢和肾上腺性 HA。试验前 1 天抽血测定 LH、FSH、PRL、皮质醇、T_0、DHEAS、17OHP 和 E2 基础值。试验日开始口服地塞米松（dexamethasone，DEX）0.5mg，q6h，共 4 天。服完最后 1 次 DEX 后 8 小时抽血测定 17OHP 和 T_0，然后皮下注射曲普瑞林 100mg，并在 24 小时内，每 4 小时抽血 1 次测定血清 17OHP 和 T_0 浓度。地塞米松治疗后，血清 T_0 浓度从（1.65 ± 0.52）ng/mL 降至（0.73 ± 0.25）ng/mL 者为肾上腺性 HA，血清 T_0 浓度无变化者为卵巢性 HA。注射 GnRHa（曲普瑞林）后，17OHP 升高者为卵巢性 HA；17OHP 明显升高者为特发性 HA；17OHP 无明显变化者为肾上腺性 HA（Morris 综合征）。

16. 医学影像学检查

包括超声、CT 和 MRI 检查。多囊卵巢超声检查表现为双侧卵巢多囊性增大，被膜增厚，回声增强。皮层内可见数目较多，直径为 2～9mm，10～15 个小囊状卵泡。卵巢间质回声不均质；子宫内膜增厚，回声增强。检查时应注意与卵巢和肾上腺肿瘤相鉴别。

多囊卵巢的诊断阈值：卵巢体积为 13.21mL，卵巢面积为 7.00cm^2，间质面积为 1.95cm^2，S/A 比值为 0.34。以上 4 种指标诊断多囊卵巢的敏感性分别为 21%、40%、62% 和 100%，其中 S/A 比值与雄激素水平相关，S/A 比值反映卵巢相关内分泌和形态学变化，用于鉴别正常和多囊卵巢的敏感性和特异性均为 100%。超声测定卵巢体积、面积、间质和间质/总面积比值的同时，测定卵泡早期（MC 2～5 天）促性腺激素、雌激素和雄激素水平有助于多囊卵巢的诊断。

17. 子宫内膜和乳腺检查

多囊卵巢妇女，年龄≥35 岁，应常规进行盆腔和乳腺超声检查。子宫内膜厚度≥5mm 者，应进行诊刮和子宫内膜病理检查，乳腺肿块应进行细针穿刺活检。

18. 后腹膜充气造影和子宫输卵管造影

观察卵巢和肾上腺形态、大小，排除增生性和肿瘤性疾病。

19. 内镜和剖腹探查

包括宫腔镜、陷窝镜和腹腔镜，观察卵巢形态变化，必要时进行卵巢组织活检、打孔或楔切治疗。卵巢或肾上腺肿瘤时应进行剖腹探查。

五、诊断标准

1934—1935 年，Stein 和 Leventhal 首先描述了以闭经、多毛、不孕和双侧卵巢多囊性增大为特征的疾病，并命名为 Stein-Leventhal 综合征。近半个世纪以来，有关多囊卵巢的病因、发生机制、诊断和治疗一直存在争议，为此各国学者进行了大量的基础和临床研究。美国国立卫生研究院年制定的多囊卵巢诊断标准为，月经异常、无排卵、HA、卵巢多囊性变和排除其他 HA 疾病。

欧洲人类生殖和胚胎学会和美国生殖医学学会（ESHRE/ASRM）鹿特丹专家会议确定的多囊卵巢诊断标准为：①稀发排卵或无排卵；②雄激素增多的临床表现和（或）高雄激素血症；③卵巢多囊性变，超声检查一侧或双侧卵巢内存在≥12 个直径为 2～9mm 的卵泡，和（或）卵巢体积>10mL；④上述 3 条中存在 2 条，排除其他 HA 疾病（先天性肾上腺皮质增生、库欣综合征和分泌雄激素的肿瘤）后即可诊断为多囊卵巢综合征。

2006 年，美国高雄激素学会（Androgen Excess Society，AES）制定的多囊卵巢诊断标准为：①多毛和（或）HA；②稀发排卵或无排卵和（或）多囊卵巢；③排除其他雄激素过多病，包括先天性肾上腺皮质增生、库欣综合征、HPRL、分泌雄激素肿瘤、甲状腺功能异常等。2006 年中华医学会妇产科学分会内分泌学组重庆会议研究确定，我国采用 2003 年欧洲人类生殖和胚胎学会和美国生殖医学学会鹿特丹专家会议推荐的多囊卵巢综合征的诊断标准，并制定了诊断标准细则。

2007 年 3 月，欧洲人类生殖和胚胎学会和美国生殖医学学会，在希腊 Thessaloniki 召开的多囊卵巢综合征学术研讨会议达成了关于多囊卵巢性不孕治疗的共识意见。

六、鉴别诊断

1. 卵巢男性化肿瘤

包括支持/间质细胞瘤、门细胞瘤、类脂细胞瘤、成性腺细胞瘤、肾上腺残迹瘤、黄体瘤、畸胎瘤和转移癌。以上肿瘤（成性腺细胞瘤除外）多为单侧生长的实质性肿瘤，自主性分泌雄激素，引起去女性化、男性化、腹腔积液和盆腹腔转移癌灶。

2. 肾上腺疾病和肿瘤

包括迟发型先天性肾上腺皮质增生、肾上腺瘤（癌）和库欣综合征。先天性肾上腺皮质增生表现为泌尿生殖窦畸形、男性化和性发育不良。肾上腺瘤自主性分泌Δ^4-dione 和 DHEA 不受 ACTH 促进和地塞米松的抑制。

3. 甲状腺疾病

包括甲亢和甲低。甲亢时 T_3、T_4、SHBG 增高，雄激素代谢清除率降低，引起血浆睾酮升高、女性男性化和月经失调。甲低时，雄激素向雌激素转化增加，引起无排卵和不孕。

4. 特发性和遗传性多毛症

特发性多毛指妇女月经功能和血清雄激素正常的多毛现象，而无典型的多囊卵巢症状和体征。特发性多毛与雄激素受体增多和 5α-还原酶活性增强相关。遗传性多毛与种族和家族史相关，血清雄激素、月经和生育力正常，无多囊卵巢临床征象。

5. 卵巢卵泡膜细胞增生症

卵巢卵泡膜细胞增生症有明显的家族史，多见于年长和绝经后妇女。临床表现为严重的男性化、多毛、促性腺激素分泌正常或降低、IR 和 HI。血浆雄激素（T_0、Δ^4-dione、DHT 和 DHEA）明显升高，常伴有 2 型糖尿病、高脂血症和心血管疾病。超声检查卵巢正常大小。卵巢组织学检查，卵泡膜细胞和间质细胞呈巢（岛）性增生和黄素化。该症对氯米芬治疗不敏感，但 GnRHa 和腹腔镜卵巢打孔或楔切治疗有效。

6. 黑棘皮症综合征

黑棘皮症综合征是先天性胰岛素受体基因突变引起的外周组织完全性 IR 综合征，包括以下 4 种临床类型。

（1）A 型综合征：多见于 10～20 岁青春期少女，临床表现为严重的 IR、糖耐量异常、HA、黑棘皮瘤和卵巢多囊性变。

（2）B 型综合征：多见于 30 岁以上年长妇女，表现为多毛、HA、黑棘皮瘤、男性化和阴蒂肥大；血清抗胰岛素受体抗体和抗核抗体阳性。

（3）C 型综合征：为胰岛素受体后功能异常所致，表现为 IR、黑棘皮瘤和男性化。

（4）妖精综合征：胰岛素受体基因突变引起的特殊疾病，因患儿面貌类似于爱尔兰神话中妖精而得名，临床表现为严重 IR、HI、HA、PCOS 和黑棘皮瘤，伴有智力低下、先天性脂肪营养不良、肝脾大、多发性囊性血管瘤，多于出生后夭折。

7. 高催乳素血症

多囊卵巢妇女中 1/3 存在 HPRL，因此应注意排查其他原因引起的 HPRL 包括垂体腺瘤、甲状腺功能减退和医源性 HPRL。

第二节　治疗措施

多囊卵巢综合征治疗，包括改善生活方式、调整饮食结构、减轻体重；促进排卵、恢复正常月经和生育力；治疗高雄激素血症、多毛症和胰岛素抵抗代谢综合征；腹腔镜手术和辅助生育；防治并发症等。

一、一般治疗

（一）改善生活方式和饮食结构

目的是限制热量摄入和减轻体重。减肥饮食标准为 500kcal/d，可在 6 个月内减轻体重 12% 和改善生育力。饮食结构应根据热量摄入、饮食生糖负荷和生糖指数设计食谱，调整糖类、蛋白质和脂肪比例和戒烟戒酒。美国 2003 年健康和营养学调查发现，多囊卵巢妇女代谢综合征发生率为 46%，明显高于健康妇女（23%）。二甲双胍 1.5g/d 治疗和加强饮食管理（每天 1500kcal，蛋白占 26%，糖类占 44%，脂肪占 30%）6 个月，多数患者体重、TG、血压和血清胰岛素降低，而 HDL-C 升高，动脉栓塞和 2 型糖尿病发生率降低。

（二）减轻体重

包括体育锻炼、减肥手术和减肥药物综合治疗。肥胖型多囊卵巢妇女，减轻原来体重的 5% 即可改善月经和排卵功能，减轻原有体重 10%～15% 即可明显降低 HI 和 HA，改善 IR 和心血管功能，有利于提高排卵率和妊娠率。

（1）减肥药物：奥利司他，为脂肪酶抑制药，抑制胃脂酶、胰脂酶、羧基酯酶和磷脂酶 A_2 活性，减慢脂肪水解为氨基酸和单酰基甘油进程，减少肠道脂肪吸收率 30%，降低血清 TC、LDL-C 和脂肪储存而减轻体重。西布曲明为吲哚衍生物，调节儿茶酚胺和 5-羟色胺分泌、抑制去甲肾上腺素和儿茶酚胺再吸收、增加神经突触间隙 5-羟色胺含量、抑制进食中枢、增强 β-肾上腺素受体功能、促进葡萄糖利用、降低血清 TC 和 TG、减轻体重、抑制 IR 和改善 HA。利莫那班为大麻酯受体抑制药，抑制胰酶功能、降低食欲和减轻体重，已被美国和欧洲国家批准用于治疗肥胖型多囊卵巢疾病。

（2）减肥手术：包括胃成形术、胃旁路术（Roux Y 胃旁路手术）、胰旁路术、小肠旁路术和腹腔镜手术。局部去脂术，包括湿性吸脂术、肿胀法抽脂术、超声脂肪抽吸术和皮肤脂肪切除术。

二、促排卵治疗

（一）治疗流程

按照欧洲人类生殖和胚胎学会和美国生殖医学学会提出的多囊卵巢性不孕治疗的共识意见，第一线促排卵药物是氯米芬（Clomiphene Citrate，CC）；CC 抵抗者采用芳香化酶抑制药（Aromatase Inhibitor，AI）治疗。第二线治疗是促性腺激素（pFSH/rFSH）和腹腔镜卵巢打孔（Laparoscopy Ovary Drilling，LOD）手术。第三线治疗是辅助生育（IVF/ET，IUI），存在 IR、HI 和代谢综合征者采用二甲双胍（Metformin，MET）和噻唑烷二酮（Thiazolidinediones，TZD）衍生物等胰岛素增敏药治疗。促排卵治疗应尽量减少多胎妊娠率和卵巢高刺激综合征发生率，并注意防治多囊卵巢合并症和并发症，以保障妇女和胎儿的生殖健康。

（二）氯米芬疗法

氯米芬（Clomiphene Citrate，CC）为第一代非甾体类选择性雌激素受体调节剂（SERM），三苯乙烯衍生物，多囊卵巢促排卵治疗的首选药物。该药物价格低廉，方法简单、安全、有效和不良反应轻微。CC 在下丘脑—垂体—卵巢 3 个层面，竞争性与靶细胞雌激素受体结合，抑制内源性雌激素对性腺轴的负反馈作用，促进 GnRH-Gn 释放，促进排卵和卵巢甾体激素生成。CC 促排卵治疗方法，包括单一 CC 疗法、CC-雌激素疗法、CC-hCG 疗法、CC-他莫昔芬疗法、CC-地塞米松疗法、CC-MET 疗法、CC-噻唑烷二酮疗法等。

（1）单一 CC 疗法：从月经周期或黄体酮撤退出血的第 5 天开始治疗，CC 50mg/d，连服 5 天。排卵多发生于停药后 7 天左右，围排卵期性生活易于妊娠。未出现排卵者，第 2 个周期 CC 剂量增大至 100mg/d。仍未出现排卵者，第 3 个周期剂量增大至 150mg/d。仍未出现排卵者则为 CC 抵抗，应审查原因，并采用芳香化酶抑制药或促性腺激素治疗。

鉴于多囊卵巢对 CC 十分敏感，有些学者推荐采用 CC 小剂量短程治疗，即 CC 25～50mg/d，连服 5 天；或于月经周期第 1～3 天，服用 3 天，妊娠率高于传统的 5 天疗法。CC 最大剂量为 150mg/d，即治疗周期总剂量为 750mg，以避免引起卵巢过度刺激综合征（Ovarian Hyperstimulation Syndrome，OHSS）。CC 治疗一般不应超过 6 个周期。临床观察发现，单一 CC 治疗排卵率为 70%～80%，6 个治疗周期的累计妊娠率为 75%，排卵周期妊娠率为 22%（25%～30%），双胎率为 8%（6%～17%），流产率为 30%～40%。影响 CC 疗效的因素包括 FAI、BMI、年龄、卵巢体积和治疗前月经变化（闭经或月经稀发）。近 40 年的临床应用表明，CC 存在血浆半衰期长（2 周），外周抗雌激素作用对宫颈黏液功能、子宫内膜生长和雌激素受体的不利，胚胎植入率和妊娠率低、早期妊娠流产率、多胎妊娠和 OHSS 率高等缺点。

（2）CC-雌激素疗法：配伍雌激素的目的在于消除 CC 对宫颈黏液、子宫内膜、雌激素受体、胚胎植入和早期胚胎发育的不利影响。配伍应用的雌激素，包括倍美力（0.3～0.625mg/d）、戊酸雌二醇（补佳乐）（1mg/d）或微粒化 17-β 雌二醇（1mg/d），于月经周期第 5～15 天服用。

（3）CC-hCG 疗法：适用于 CC 抵抗、黄体功能不全者。CC 50～150mg/d，于月经周期第 5～9 天服用。超声监测卵泡发育，待优势卵泡直径≥18mm，血清 E_2≥300pg/mL 时，一次肌内注射 hCG 10000U。排卵多发生于注药后 24 小时内，此时性生活易于妊娠。注射 hCG 后未发生排卵，而卵泡继续增大（≥2.5cm）者提示为黄素化不破裂卵泡（LUF），应审查原因和适应证。观察发现，附加

hCG 并不增加排卵率和妊娠率，因此不作为常规应用。

（4）CC-他莫昔芬（Tamoxifen，TAM）疗法：适用于 CC 抵抗者。TAM 属于选择性雌激素受体调节药，小剂量短程治疗具有良好的促排卵作用。方法是于月经周期（或黄体酮撤退出血）的第 3～5 天开始，20～40mg/d，连服可单独应用或与 CC 联合应用，治疗效果类似于 CC。TAM 不作为常规促排卵药物。

（5）CC-地塞米松（Dexamethasone，DEX）疗法：适用于多囊卵巢合并肾上腺性 HA（DHEAS>200μg/dL）者。方法是在服用 CC 的同时，服用 DEX 0.25～0.5mg/d，即于月经周期第 3～12 天服用。详见本章肾上腺性高雄激素血症部分。

（6）CC-胰岛素增敏药：适用于多囊卵巢合并 IR、HI 和代谢综合征。胰岛素增敏药：①二甲双胍；②噻唑烷二酮衍生物，包括罗格列酮、吡格列酮、环格列酮、恩格列酮；③α-葡萄糖苷酶抑制药阿卡波糖；④二糖酶抑制药等。

（三）芳香化酶抑制药

芳香化酶是雌激素合成酶，促进 C19 类固醇（T_0 和 Δ^4-dione）转化为雌激素。芳香化酶抑制药通过与芳香化酶底物结合，阻遏内源性芳香化酶活性而抑制雌激素生成。第三代高活性非甾体类 AI——来曲唑和阿那曲唑现已用于多囊卵巢促排卵治疗。

1. 适应证

CC 抵抗多囊卵巢妇女和辅助生育促超排卵治疗。

2. 作用机制

（1）对下丘脑—垂体轴的作用：AI 通过抑制脑部、卵巢和外周组织（脂肪、肝脏和肠道等）中雄激素向雌激素转化，阻断雌激素对下丘脑—垂体性中枢的负反馈作用，引起激活素和促性腺激素分泌增加，促进卵巢卵泡发育和排卵。

（2）对卵巢的作用：AI 通过阻断卵巢内芳香化酶促进雄激素向雌激素转化，引起卵巢内雄激素浓度暂时性升高，后者促进发育卵泡 IGF-1 和 FSH 受体生成，提高优势卵泡对 FSH 的敏感性和反应性，引起卵泡成熟和排卵，但不影响卵巢其他甾体激素相关酶系统活性和功能。非甾体 AI 治疗仅引起单一优势卵泡成熟和排卵，因为 AI 半衰期较短（30～60 小时），不影响雌激素受体功能和正常下丘脑—垂体—卵巢轴反馈机制，因此当优势卵泡发育、雌激素和抑制素分泌增加时可反馈抑制 FSH 分泌，引起卵巢内其他未成熟卵泡闭锁，以保证单一优势卵泡成熟和排卵，从而降低多卵泡发育、多胎妊娠和 OHSS 发生率。

（3）对子宫的作用：非甾体类 AI 无外周抗雌激素作用，不影响子宫内膜、宫颈黏液和其他外周雌激素靶组织和细胞功能，因此对精子上游走、获能、受精卵在子宫内膜的黏附和植入无不利影响。另外，AI 显著抑制异位内膜组织芳香化酶活性、减少雌激素生成和改善病情，因此也适用于子宫内膜异位症性不孕妇女促排卵治疗。

3. 治疗方法

（1）单一 AI 疗法：从月经周期（或黄体酮撤退出血）第 3～5 天开始服用来曲唑 2.5mg/d（1.25～5.0mg/d），或阿那曲唑 1mg/d（0.5～1.0mg/d），连服 5 天。超声检测卵泡发育、子宫内膜厚度和血清雌二醇浓度，待优势卵泡直径≥18mm 时，一次注射 hCG 10000U，促进卵泡最后成熟和排卵，并指导排卵期性生活。

（2）AI-FSH 联合疗法：从月经周期（或黄体酮撤退出血）第 3～5 天开始服用来曲唑或阿那曲唑，连服 5 天，于第 7～11 天注射 FSH75U/d。超声检测卵泡发育、子宫内膜厚度和血清雌二醇浓度，待优势卵泡直径≥18mm 时，一次注射 hCG 10000U，促进卵泡最后成熟和排卵，并指导排卵期性生活。辅助生育控制性促超排卵治疗时，AI 可与促性腺激素药物（GnRHa、hMG、FSH）联合应用，既可提高排卵率，又可减少促性腺激素用量，降低多卵泡发育、多胎妊娠和 OHSS 发生率。

（3）AI-MET 疗法：先服用二甲双胍 500mg，每天 3 次，连服 6～8 周。然后，于月经周期（或孕激素撤退出血）的第 3～7 天服用来曲唑 2.5mg/d（1.25～7.5mg/d），或阿那曲唑 1mg/d（0.5～1.0mg/d）。超声检测卵泡发育、子宫内膜厚度和血清雌二醇浓度，待优势卵泡直径≥18mm 时，1 次注射 hCG 10000U，促进卵泡最后成熟和排卵，并指导排卵期性生活。

4．疗效评价

（1）来曲唑和阿那曲唑比较：前瞻随机性研究对比了 220 例 AI 促排卵治疗 574 个周期（阿那曲唑 109 例，279 周期；来曲唑 111 例，295 周期）的临床效果，发现阿那曲唑组和来曲唑组总卵泡数目、优势卵泡（直径≥1.8cm）数目、hCG 注射日子宫内膜厚度、血清 E2 和黄体酮浓度、周期妊娠率、流产率无明显差异。

（2）芳香化酶抑制药与氯米芬比较：荟萃分析发现，来曲唑和阿那曲唑治疗的妊娠率、足月分娩率和活婴率均明显优于 CC。然而，另外 2 项来曲唑和 CC 的随机对照性研究未发现来曲唑和 CC 的妊娠率和流产率有明显差异。Badawy 观察发现 CC 治疗组发生 3 例双胎妊娠，而 AI 组未发生多胎妊娠。Atay 报道 AI 治疗引起 1 例双胎妊娠。值得指出的是，AI 促排卵治疗无外周抗雌激素作用，不影响宫颈黏液功能和子宫内膜生长。观察发现 AI 治疗组，hCG 注射日子宫内膜厚度明显高于 CC 组，其与 AI 较高的胚胎植入率、妊娠率相关，因当子宫内膜厚度低于 5～6mm 时则受精卵难以植入和妊娠。

（3）AI＋MET 与 CC＋MET 比较：随机对照性研究发现，两组治疗的成熟卵泡（直径＞18mm）数量相似；hCG 注射日血清雌激素和成熟卵泡雌激素浓度 CC 组高于 AI 组；平均子宫内膜厚度，CC 组明显低于 AI 组；两组总妊娠率、周期妊娠率和妊娠周数相似，均未发生早产；足月妊娠率，AI 组高于 CC 组，分别为 34.5% 和 10%；均未发生新生儿畸形。

（4）AI 与其他促排卵方法比较：Mitwally 总结分析了美国近三年来，3 个三级医疗单位，3748 个治疗周期，509 例妊娠的结局，其中来曲唑和来曲唑＋促性腺激素组为 227 例妊娠；CC 和 CC＋促性腺激素组为 113 例妊娠；促性腺激素组为 131 例妊娠，自然妊娠 38 例。分析发现，AI 组与其他治疗组的自然流产率和异位妊娠率相似，但来曲唑组多胎妊娠率（4.3%）明显低于 CC 组（22%）。

5．不良反应

（1）致畸作用：观察发现，阿那曲唑无胎儿致畸和诱裂作用，但来曲唑可能存在潜在的致畸作用。然而，药代动力学研究认为，由于来曲唑半衰期短（48 小时），于卵泡早期服药后，经过 3～4 个半衰期血药浓度已明显低于治疗水平，经过 5 个半衰期（服完最后 1 片后 10～12 天），于胚胎植入子宫内膜前药物已完全排出体外，因此不会对早期胚胎发育产生不利影响。尽管如此，从预防角度出发，应用阿那曲唑和来曲唑促排卵前应首先检测血浆 β-hCG 排除妊娠。

（2）先天性畸形：ASRM 对比分析了 AI 治疗后妊娠分娩的 170 例新生儿（20 例失访）和自然妊娠分娩的 36000 例新生儿出生缺陷率，发现两组的先天畸形率无明显差异，来曲唑组心脏和骨骼异常率高于对照组。然而，由于来曲唑组病例数量较少，为不孕妇女，而对照组均为正常或低危妊娠，胎儿畸形在初级医院已被筛查排除，因此两组可比性较差而难以做出结论。加拿大多中心研究对比分析了 911 例 AI 和 CC 促排卵治疗的新生儿畸形率，其中，来曲唑组 514 例，CC 组 397 例。先心病发生率 CC 组明显高于 AI 组，分别为 7 例（1.8%）和 1 例（0.2%），其中室间隔缺损最多见（5/8），发生率类似于自然妊娠组。因此认为，AI 不会引起新生儿巨大和微小畸形，其与 ASRM 的结论相悖。

综合分析，AI 促排卵治疗具有 3 个优点：一是 AI 半衰期短，不影响雌激素受体功能和雌激素或抑制素对下丘脑—垂体性中枢的反馈作用，因此可以促进单一优势卵泡发育，降低多卵泡发育、多胎妊娠和 OHSS 发生率；二是无外周抗雌激素作用，对宫颈黏液和子宫内膜无不利影响，具有较高妊娠率和足月分娩率；三是辅助生育（IVF/ET，TUI）时，AI＋FSH 促超排卵治疗可节省 FSH 用量、促进卵泡成熟发育、提高采卵率和妊娠率。

近十几年来，AI 已发展成为替代 CC 促排卵治疗的第一线药物，是一种安全、有效和不良反应低的药物。然而，AI 临床应用时间较短，尚缺乏符合循证医学标准的前瞻性、随机、双盲、对照性大样本临床研究资料。有关 AI 促排卵作用机制、疗效、安全性、不良反应和对卵母细胞、受精、胚胎发育和新生儿发育的长期影响仍需要细致深入的临床研究。

（四）促性腺激素疗法

1. 适应证

CC 抵抗多囊卵巢和辅助生育者。

2. 目的

改善内源性 LH/FSH 比值、避免高 LH 血症和 HA 对卵泡早期发育的不利影响，提高卵母细胞质量，避免未成熟卵泡过早黄素化和闭锁。

3. 治疗方法

药物、剂型、剂量和方法的选择应遵循个体化原则，根据患者生殖激素基础水平确定。首选药物为纯化 FSH（pFSH）或基因重组 FSH（rFSH）。临床常用的促排卵方案如下。

（1）低剂量递增法：根据 FSH 阈值，rFSH 起始剂量为 37.5～75IU/d，每 3～5 天增加原剂量的 1/2。如治疗 1 周后出现卵泡发育可维持原剂量治疗；如无明显卵泡发育，可梯度性增加治疗剂量，但递增剂量应减少 50%，直到出现优势卵泡为止。治疗可持续 10～14 天，即持续性低剂量方案，可有效地提高周期妊娠率，降低 OHSS 和多胎妊娠率。

（2）低剂量递减法：从 FSH 负荷剂量 75～150IU/d 开始治疗，根据卵泡发育情况，每 2～3 天适当减少原剂量 1/3，直到出现优势卵泡发育。正确掌握适应证，递增法抑或递减法均可达到促进单一优势卵泡发育的目的。低剂量促性腺激素治疗的排卵率为 90%（53%～97%），妊娠率为 70%，排卵周期妊娠率为 25%～30%，多胎率为 10%，流产率为 25%～30%。

4. 疗效评价

低剂量促性腺激素治疗的单一卵泡发育和排卵率为 70%，妊娠率为 20%，多胎妊娠率为 5.7%，

OHSS 发生率<1%。随访观察发现（240 例），累计单胎足月分娩率为 72%。

荟萃分析发现，递增法的排卵率、单一卵泡周期率、排卵周期妊娠率、累计妊娠率、多胎率、单胎足月分娩率和 OHSS 发生率分别为 68%～72%、73%、15%～20%、55%～73%、4%～18%、7%～10%和 1%；递减法分别为 91%、62%、17%、47%、8%、12%和 2%。

（五）GnRHa（GnRHant）-促性腺激素疗法

应用 GnRHa 或 GnRHant 的目的是通过降调 GnRH 受体功能和垂体脱敏作用，抑制内源性过高的 LH 分泌、HA 和预防未成熟卵泡过早黄素化。GnRHa 治疗 1～2 周即出现脱敏效应（血浆雌激素<30pg/mL，卵泡直径<10mm），此时可开始控制性促超排卵治疗（COH），即 FSH-hCG治疗（低剂量递增法或递减法）。多囊卵巢对单一性 GnRHa 脉冲疗法反应较差，排卵率为 38%，妊娠率为 8%。

临床观察发现，GnRHa-COH 治疗 3 个周期的妊娠率为 77%，高于单纯 hMG（FSH）-hCG疗法。必须强调，多囊卵巢妇女对所有促排卵治疗均十分敏感，极易发生 OHSS 和多胎妊娠。OHSS 发生率>6%，其中，轻症发生率为 8%～23%，中症为 0.5%～7%，重症为 0.8%～10%，极严重 OHSS 为>2%。多胎妊娠率高达 28.7%。因此正确掌握适应证，选择药物、方法、剂量和加强监测十分重要。

三、胰岛素抵抗代谢综合征的治疗

改善生活方式和饮食结构同一般治疗。

（一）胰岛素增敏药

胰岛素增敏药通过改善胰岛素抵抗代谢综合征，提高排卵率和妊娠率。

1. 二甲双胍

二甲双胍常用剂量为 500mg，每天 3 次，口服。推荐服用肠溶型 MET。MET 提高靶细胞对胰岛素敏感性，改善 IR、HI、HA、BMI 和腰/臀比值；减少肝脏葡萄糖生成，降低空腹血糖，促进葡萄糖代谢恢复平衡；促进卵巢颗粒细胞生成 IGF-I、减少肝脏 IGFBP-I 生成，改善脂代谢；促进月经功能恢复，提高排卵率和妊娠率。需要指出的是，MET 属于妊娠期 B 类药物，确定生化妊娠后即应停药。MET 长期服用可引起乳酸性酸中毒，多发生于存在潜隐性感染、肾功能不全和充血性心力衰竭者。另外，MET 应避免与利尿药物呋塞米同时服用。

荟萃分析表明，MET 治疗组排卵率高于对照组 4 倍；MET＋CC 组排卵率高于单一 CC 治疗组4 倍。肥胖型多囊卵巢妇女，CC＋MET 治疗的排卵率、妊娠率、足月分娩率和多胎妊娠率分别为28.7%、18.1%、12.9%和 1.4%，明显优于单纯 CC 治疗（14%、11%、11.4%和 2.8%）。然而，另两项研究表明，MET 不能提高肥胖型和正常体重多囊卵巢妇女足月分娩率；CC＋MET 治疗不能降低流产率，甚至可增加流产率。

辅助生育（IVF/ET）研究发现，FSH＋MET 治疗的受精率和临床妊娠率（64%和 70%）明显高于单一促性腺激素治疗（43%和 30%）；FSH＋MET 治疗的妊娠率（28%）高于单一 FSH 治疗（10%），并可明显降低 OHSS 发生率。

2. 噻唑烷二酮

衍生物为胰岛素增敏药，其与过氧化物酶体增殖活化受体（PPARs）转录因子 γ 亚型（PPARγ）

结合后，可增强靶组织对胰岛素敏感性，改善 IR 和 HI，保护心血管功能，预防大血管和微小血管并发症。噻唑烷二酮药物明显降低高 LH 血症、LH/FSH、FT_0 和 IGF1/IGBP-3 比值，增加卵巢 IGF1 生物利用率和血清 IGFBP-3 浓度。TZD 药物起效作用较 MET、磺酰脲类和葡萄糖苷酶抑制药缓慢，服药后 2～4 周糖开始降低，最大药效出现于治疗的第 12 周，糖化血红蛋白（HbAIc）降低 1%～1.5%，TZD 可与其他治疗 2 型糖尿病药物联合应用。TZD 药物治疗的月经恢复率为 72%，优于 CC 单一治疗。需要指出的是，TZD 药物属于妊娠期 C 类药物，长期服用可引起心脏和肝脏功能损害，因此确定妊娠后应立即停药。

（1）罗格列酮：常用剂量为 4mg，每日 1～2 次，从月经周期第 1 天开始服用。临床观察发现，罗格列酮治疗 3 个月后，空腹血清胰岛素、IGF-1、LH 和腰/臀围比值降低。QUICKI 指数和 IGFBP-1 升高。血清 TC、LDL-C、HDL-C、TG、T_0、DHEAS、瘦素、IGFBP-3 和 BMI 无明显变化，罗格列酮单一治疗排卵率为 33%，CC＋罗格列酮联合治疗规律月经恢复率为 72%，排卵率为 77%。

（2）吡格列酮：常用剂量为 45mg/d。吡格列酮治疗可降低血清胰岛素、葡萄糖、IR、HI 和 DHEAS，而 HDL-C 和 SHBG 升高。吡格列酮治疗 2～6 个月后，多毛和痤疮明显减轻，LH/FSH、Δ^4-dione 和 17OHP 降低，脂代谢好转。

（3）阿卡波糖：常用剂量为 150～300mg/d。阿卡波糖为生物合成的假性四糖，α-葡萄糖苷酶抑制药，可显著抑制小肠 α-葡萄糖苷酶活性，延缓肠道内单糖、双糖和寡糖的降解和吸收，降低空腹和餐后血糖；改善多囊卵巢 HA、HI、IR；降低痤疮/脂溢指数和促进月经恢复。

（4）β-内啡肽受体阻断药：包括纳洛酮和纳曲酮，具有改善 IR 和促排卵作用。

（二）其他

（1）治疗高脂血症：推荐应用苯氧芳酸类（力平脂和诺衡）、HMG-CoA 还原酶抑制药（辛伐他汀和普伐他汀）和烟酸类药物治疗。

（2）治疗高血压法：推荐应用血管紧张素转换酶抑制药（ACEI）、血管紧张素 D 受体拮抗药（ARB）和钙离子通道阻滞药（CCB）。不推荐应用 β 受体阻滞药和利尿药，因可加重 IR。

四、高雄激素血症和多毛症的治疗

多囊卵巢妇女 HA 和多毛症治疗药物包括：①抑制雄激素生成药物，包括 GnRH 激动药（GnRHa）、GnRH 拮抗药（GnRHant）、联合型口服避孕药（COC）、肾上腺糖皮质激素（地塞米松）；②雄激素受体拮抗药，包括甾体类抗雄激素［乙酸环丙孕酮（Cyproterone Acetate，CPA）］和合成孕激素；非甾体类抗雄激素，包括氟他胺、非那雄胺、螺内酯、比卡鲁胺；③调节雄激素活性药物，包括胰岛素增敏药（MET、吡格列酮）、竞争型 α-受体阻断药（咪唑啉）、组胺 H_2 受体抑制药（西咪替丁）、血管紧张素转化酶抑制药（ACEI）（赖诺普利）等。

（一）卵巢性高雄激素血症

（1）GnRH 激动药（GnRHa）：通过降调 GnRH 受体和垂体脱敏作用，抑制卵巢雄激素生成。GnRHa 长期治疗应配伍性激素反向添加治疗，以防治骨丢失和低雌激素不良反应。观察发现，第一次注射 GnRHa 后 LH 和 E_2 明显降低，第二次注射后 T_0 明显降低。治疗 3 个月后，5α-还原酶活性明显降低，但治疗 6 个月后降低不再明显，因此应坚持长期治疗。

GnRHa 治疗多毛疗效优于抗雄激素非那雄胺。治疗 6 个月，GnRHa 和非那雄胺分别降低多毛症

评分 $36\%\pm14\%$ 和 $14\%\pm11\%$。GnRHa 引起血清 TT_0、FT_0、Δ^4-dione 和 DHEAS 明显降低，而非那雄胺仅降低 TT_0 和 FT_0 浓度。GnRHa＋抗雄激素、GnRHa＋联合型口服避孕药（COC）、GnRHa＋氟他胺联合治疗多囊卵巢和多毛症均明显地降低 Ferriman-Gallwey 多毛评分，停止治疗后，作用可持续 6 个月以上。

（2）GnRH 拮抗药（GnRHant）：通过竞争性抑制 GnRH 及其受体，遏制高 LH 高脉冲释放频率，快速降低生物学活性和免疫活性 LH 水平，改善 LH/FSH 比值，提高卵巢对促排卵药物敏感性和反应性。GnRH 拮抗药可在数小时内抑制 LH 分泌而无首过效应，作用可维持 $10\sim100$ 小时，不良反应轻微。GnRH 拮抗药和激动药联合治疗通过竞争结合 GnRH 受体，抑制内源性 GnRH 作用，促进 LH 脉冲节律恢复正常。

临床应用的 GnRH 拮抗药包括：①NalGlu，剂量为 $50\sim300\mu g/kg$；②西曲瑞克，剂量为 10mg/d，连用 5 天，然后改为维持剂量 $1\sim2mg/d$，直到出现显著疗效；③加尼瑞克，剂量为 3mg/d，连用 21 天，可减少睾酮分泌 90% 以上；④地泰瑞克（地肽利司），剂量为 $5\sim15mg/$周治疗，促性腺激素降低 50%，睾酮降低 85%；⑤口服型，非肽类 GnRH 拮抗药，Elagolix 和 5-磺胺苯并咪唑已试用于临床。GnRH 拮抗药和激动药脉冲式联合治疗，通过竞争抑制 GnRH 受体，可有效地抑制内源性 GnRH 分泌，恢复正常的 LH 脉冲频率。方法是拮抗药 Nal-Glu，10mg，皮下注射，每 3 天 1 次。1 周后开始 GnRH 激动药脉冲治疗，$10\mu g/90min$，共 15 天，可成功地促进 LH 释放频率和雄激素分泌恢复正常。

（3）联合型口服避孕药（COC）：第三代 COC 由高选择性孕激素孕二烯酮、诺孕酯、去氧孕烯、环丙孕酮和氯地孕酮分别与炔雌醇（$20\sim35\mu g$）组成，制剂包括达英-35、妈富隆、美欣乐、敏定偶、优思明和拜拉瑞等。

联合型口服避孕药通过负反馈抑制 GnRH-Gn 释放，抑制排卵，减少卵巢雄激素生成，增加 SHBG 生成，降低血清游离睾酮浓度，抑制子宫内膜增生过长，调节月经周期，可用于治疗轻、中型多毛症。COC 短期治疗（6 个周期）作用不明显，因此需要较长期治疗。

（二）肾上腺高雄激素血症

肾上腺糖皮质激素用于治疗肾上腺性 HA 的 CC 抵抗妇女。肾上腺性 HA 由肾上腺皮质网状带 DHEA 和 DHEAS 分泌增加所引起。地塞米松（DEX）治疗应从小剂量 $0.25\sim0.5mg/d$ 开始，以血清 DHEAS 浓度检测为指导调整治疗剂量。随机、双盲和安慰剂对照性研究采用 CC（100mg/d，MC $3\sim7$ 天）＋大剂量 DEX（2mg/d，MC $3\sim12$ 天）短程治疗，待优势卵泡直径 $\geq18mm$ 时，1 次肌内注射 hCG10000U 促进排卵。结果发现，CC＋DEX 组和对照组排卵率分别为 75% 和 15%，妊娠率分别为 40% 和 0。然而，非肾上腺性 HA 妇女采用 DEX 治疗必要性仍值得研究。

（三）抗雄激素

抗雄激素是一组抑制雄激素生成、降调雄激素受体活性、抑制 5α-还原酶、促进性激素结合蛋白生成和降低血清中游离雄激素浓度的药物，适用于治疗卵巢性和肾上腺性高雄激素血症。

（1）乙酸环丙孕酮：为 17α-羟孕酮衍生物，雄激素受体拮抗药，可抑制垂体促性腺激素分泌和卵巢雄激素生成、增加 T_0 代谢清除率、降低血清 FT_0 浓度。方法包括：①达英-35 周期疗法；②逆序贯疗法，月经周期第 $5\sim14$ 天服用 CPA $12.5\sim50mg/d$，第 $5\sim24$ 天服用炔雌醇 $35\sim50\mu g/d$，或戊酸雌二醇 1mg/d，或倍美力 0.625mg/d；③长效注射剂型 CPA 300mg/月。

（2）氟他胺：雄激素受体拮抗药，阻断雄激素受体功能和抑制毛囊生长，不影响血清 TT_0、FT_0、Δ^4dione、DHEAS、E2 和 SHBG 浓度。氟他胺剂量为 250～500mg/d，连服 6～12 个月。不良反应为皮肤干燥和肝功能损害。症状改善后改用小剂量 12.5mg/d 维持治疗 12 个月。治疗期间每 2 个月 1 次检测 Ferriman-Gallwey 评分，毛发直径和生长率。

（3）螺内酯：为醛固酮拮抗药，除利尿作用外，还具有明显的抗雄激素活性、抑制 T_0 生成、促进 T_0 向 E_1 转化、拮抗 5α-还原酶活性和雄激素受体功能。剂量范围为 75～200mg/d，有效率为 72%。大剂量长程治疗可引起高钾血症、月经过多（发生率为 56%）和月经间期出血（发生率为 33%）。

（4）非那雄胺：5α-还原酶Ⅱ型抑制药，阻断 T_0 向 DHT 转化。常用剂量为 5mg/d，可有效地抑制多毛，不良反应轻微，由于非那雄胺抑制胎儿泌尿生殖窦和生殖结节分化，因此治疗期间应注意避孕。

（5）西咪替丁（甲氰咪胍）：组胺-H_2 受体拮抗药，抑制 5α-还原酶活性、减少 T_0 生成；在靶细胞雄激素受体水平与 DHT 竞争受体，降低细胞核内 DHT-受体复合物浓度和功能。常用剂量为 300mg，每日 3～5 次，3 个月为一疗程。西咪替丁治疗的多毛和痤疮消退率为 64%，但血浆 TC、DHT、LH、17KS 无明显变化。西咪替丁不良反应轻微，但大剂量可引起心律不齐、乳房增大、压痛和高催乳素血症。偶可引起哮喘等变态反应，因此有过敏史者慎用。

（6）赖诺普利（苯丁酸赖脯酸）：血管紧张素转化酶抑制药，10mg/d，连用 4 周，可明显地降低血清 FT_0 浓度，而不影响 SHBG 浓度，药物作用与调节卵巢内肾素—血管紧张素系统功能相关。

（7）联合治疗：低剂量氟他胺和 MET 联合治疗 3 个月，多毛症指数和血清雄激素浓度明显降低，机体对胰岛素的敏感性明显增加，脂代谢和脂蛋白构成改善，治疗 9 个月，脂肪减少 10%，腹壁脂肪减少 20%，但停止治疗后 3 个月所有症状均有反跳现象。

非肥胖型多囊卵巢妇女推荐应用低剂量氟他胺（125mg/d）、MET（1275mg/d）和美欣乐治疗。氟他胺和氟他胺＋COC 治疗多毛症疗效相似。月经稀发和需要避孕者推荐应用 COC 治疗。饮食管理＋MET、氟他胺或 MET＋氟他胺联合治疗可明显地减少脂肪，降低雄激素，改善脂代谢、多毛和月经功能。

（四）多毛症局部治疗

局部治疗药物包括孕激素霜、环丙孕酮霜和螺内酯霜。局部治疗包括刮除、化学除毛、脱毛、剔除、电灼、激光除毛等。依氟鸟氨酸冷霜（13.9%eflornithine HCl，Vaniqa）局部应用治疗多毛症，每天 2 次，局部吸收率低，不影响全身功能，因此安全而有效。

五、腹腔镜手术

1. 适应证

CC 抵抗、促性腺激素治疗无效和（或）可疑卵巢肿瘤的不孕妇女。

2. 作用机制

LOD 通过减少多囊卵巢内卵泡膜细胞数量和雄激素分泌、降低抑制素生成，促进卵巢 IGF-1 生成，增强卵巢对 FSH 敏感性，引起卵泡成熟和排卵。观察发现，LOD 术后数日内，血清生殖激素分泌模式即出现明显的改善，包括 FSH、LH、LH/FSH 比值、T_0、Ferriman-Gallwey 评分，出现单一优势卵泡发育和排卵，而很少发生多胎妊娠和 OHSS。

3．手术方法

传统的卵巢楔切术，因手术创伤大、妊娠率低和术后卵巢周围粘连严重现已很少采用，而推荐采用微创性腹腔镜手术。腹腔镜手术，包括经腹腔或经阴道水相腹腔镜手术，其中腹腔镜卵巢打孔是最常用的方法。LOD 在全身麻醉下，应用腹腔镜单极电凝或激光刀，以 30W 功率，于每个卵巢纵轴游离缘两侧卵泡密集部位打 4～5 个孔，两侧卵巢打孔不应超过 10 个。打孔直径为 3～5mm，深度为 3～5mm，时间 2～3 秒，打孔数量不宜过多、时间不宜过长、功率不宜过高，同时注意避免伤及卵巢门、卵巢血管和输卵管，以免引起局部粘连和卵巢功能早衰。

有些学者采用阴道超声指导下，应用 17 号、35cm 长穿刺针进行卵巢卵泡穿刺吸引或经阴道卵巢打孔治疗多囊卵巢性无排卵性不孕，并用于辅助生育治疗。

4．疗效评价

Gjonnaess 通过 219 例 LOD 手术观察，LOD 后妊娠率为 66%；Naether 通过 206 例 LOD 手术观察，妊娠率为 70%。腹腔镜单极电灼和激光打孔的排卵率分别为 83% 和 77.5%，1 年后累计妊娠率分别为 65% 和 54.5%。

荟萃分析发现，LOD 和促性腺激素治疗的妊娠率和足月分娩率无明显差异（Odd＝1.04，CI ＝0.74～1.99），但 LOD 多胎妊娠率（1%）明显低于促性腺激素治疗（16%），也很少发生 OHSS，两者的流产率无明显差异。腹腔镜电灼和激光打孔的排卵率相似，分别为 83% 和 77.5%，但手术后 1 年的累计妊娠率电灼高于激光打孔，分别为 65% 和 54.5%。另外发现，约 50% 的 LOD 手术后妇女仍需要给予促排卵治疗。因此 LOD 术后 4 周未恢复排卵者应给予 CC 促排卵治疗，手术后 6 个月仍未恢复排卵者应给予 CC＋FSH 促排卵治疗。

5．不良反应

腹腔镜 LOD 相对安全，但也可引起术后盆、腹腔粘连和卵巢功能衰竭。Cohen 观察的 778 例 LOD 手术中仅发生 2 例出血和 1 例肠道损伤。Gurgan 观察的 17 例 LOD 中 2 例出现卵巢局部粘连。盆腔粘连和卵巢功能早衰多见于打孔较大和较多的病例。随机性研究发现，LOD 后妊娠率与术后 3～4 周是否需要二次手术和有无盆腔粘连无相关性（Odd＝1.0）。如发生盆腔粘连可行二次手术。手术时采用粘连屏蔽药物和方法有一定预防粘连作用。LOD 的缺点是难以获得卵巢组织标本进行病理学检查。腹腔镜 LOD 不影响术后卵巢对控制性促超排卵治疗的反应性，有利于降低 OHSS 发生率和提高临床妊娠率。

六、辅助生育

1．适应证

辅助生育技术是多囊卵巢第三线治疗措施，适用于促排卵药物和腹腔镜手术治疗无效者；存在输卵管疾病、严重子宫内膜异位症，需要进行产前遗传学诊断和男性不育症（无精、少精、弱精和畸精症）及多囊卵巢妇女。单纯性无排卵并非辅助生育适应证。

2．目的

目的是获得较多高质量的卵母细胞，提高受精率、卵裂率、妊娠率、足月分娩率和降低 OHSS 发生率。

3．治疗方法

体外受精和胚胎移植（IVF/ET）、宫腔内人工授精（IUI）和未成熟卵体外培养辅助生育等。

（1）体外受精/胚胎移植（IVF/ET；ICSI/ET）

促排卵方案疗法：①CC＋hMG 疗法；②单纯 hMG 疗法；③单纯 rFSH；④GnRHa-hMG，GnRHa-rFSH 疗法；⑤GnRHant-hMG，GnRHant-rFSH 疗法。其中，GnRHa -FSH 长程脱敏疗法使用率较高。

临床疗效：根据 Heijnen 荟萃分析，多囊卵巢妇女 IVF/ET 的周期取消率明显高于非多囊卵巢妇女，分别为 12.8％和 4.1％；rFSH 治疗的卵丘—卵母细胞获取率较高（2.9，CI＝2.2～3.6），但两者受精率和临床妊娠率相似（35％）。rFSH＋MET 治疗可提高妊娠率。

（2）宫腔内人工授精（IUI）：多囊卵巢妇女，存在男性不育因素时，采用 IUI 的临床妊娠率为 11％～20％，多胎妊娠率为 11％～36％。IUI 的妊娠率明显高于排卵期性交妊娠率。

第五章　产科领域内无创、微创诊断手段

第一节　产科检查

一、腹部检查

孕妇排尿后，仰卧于检查床上，头部稍垫高，露出腹部，双腿略屈稍分开，使腹肌松弛。检查者立于其右侧检查。

1. 望诊

注意腹部大小、形状，腹壁有无妊娠纹、瘢痕、水肿等。

（1）腹大：可能为多胎、羊水过多、巨大儿。

（2）腹小：可能为胎儿宫内生长迟缓（IUGR）、羊水过少、记错月经日期等。

（3）宫底低：可能为横位。

（4）悬垂腹：可能存在盆头不称。

2. 触诊

注意腹壁肌肉紧张度，有无腹直肌分离，子宫有无收缩、羊水多少。

运用四步触诊手法检查子宫大小及胎位。前三步检查者面朝孕妇，第四步检查者面向孕妇足端。

（1）第一步：检查者双手置于宫底，查宫底高度，子宫外形，估计胎儿大小与孕月是否相符，判断占据宫底的胎儿部分（胎头圆、硬，有浮球感；臀较软、不规则）。

（2）第二步：检查者两手分别置于孕妇的腹部两侧，判断两侧各为胎儿何部（背宽而平；肢体则呈可变形，有结节感）。

（3）第三步：检查者右手拇指与 4 指分开，置于耻骨联合上方，握住先露部，进一步判定是头还是臀，左右轻晃，判断是否入盆。

（4）第四步：检查者两手分别置于先露部的两侧，在近骨盆入口方向深按，复核先露部的诊断。

二、肛查

（1）胎先露是头或臀难以确定时，可借助肛查确定。

（2）肛查了解骨盆中下段大小及形态。

三、测量

宫高（耻骨联合上缘中点至宫底），测量腹围（脐周径）。

四、听诊

孕期≥18～20 周，在孕妇腹壁上可听到胎心音，注意胎心强弱，速率及节律，正常胎心每分钟 120～160 次。

五、骨盆外测量

（1）髂棘间径（IS）：孕妇伸腿仰卧位，测量两髂前上棘外缘间距。正常值为 23～25cm。

（2）髂嵴间径（IC）：伸腿仰卧位，测量两髂嵴外缘最宽间距。正常值 25～28cm。

（3）粗隆间径（IT）：伸腿仰卧位，测量两股骨粗隆间距。正常值为 29～31cm。此径可间接推测中骨盆横径宽度。

（4）骶耻外径（EC）：取左侧卧位，右腿伸直，左腿弯曲，测量第 5 腰椎棘突下缘至耻骨联合上缘中点下 1cm 间距。正常值为 18～20cm。此径可间接推测骨盆入口前后径的宽度。

（5）出口横径（TO）：即坐骨结节间径，取仰卧位，屈腿，双手抱双膝，测量两坐骨结节前端内侧缘间距。正常值为 9cm 左右。TO＜8cm，应测量出口后矢状径。

（6）耻骨弓角度：正常 90°，左右两拇指平放在耻骨下支的上面，测量两拇指间的角度，＜80°为异常。耻骨弓角度反映骨盆出口横径大小。

六、骨盆内测量

能较准确地测量骨盆大小。

孕妇取膀胱截石位，消毒外阴，戴无菌手套测量。

（1）骶耻内径（DC）：耻骨联合下缘中点至骶岬上缘中点间距。正常值＞12cm。测量时，中指尖触不到骶岬，提示此值＞12cm。测量时间最好在怀孕 6 个月以后，阴道较松软时。

（2）坐棘间径：两坐棘间距正常值为 10cm 左右。可用食、中两指估测两坐棘间距，或用中骨盆测量器测量。

七、阴道检查

初诊的孕妇检查：①早孕时做双合诊检查，了解子宫大小、附件、软产道有无异常；②孕期在 6 个月以上，做阴道检查的同时测量骶耻内径与坐棘间径；③孕末 1 个月，尽量避免不必要的阴道检查。

第二节　肛查

准确而适时的肛查对及时诊断胎位不正，骨盆中、下段狭窄及盆头不称有重要意义。妇产科工作者必须熟练掌握，以便及时发现剖宫产指征。

肛查较易掌握。操作时无须严格的外阴消毒与较复杂的设备。正确的肛查引起宫腔内感染的机会较阴道检查少，且肛查时手指在直肠内仅隔直肠后壁一层薄膜状组织，了解骨盆腔内的情况（骶骨表面弧度、骶尾关节活动度、坐棘突出度等）比阴道检查更清楚。但肛查对宫口及软产道其他情况，如胎先露、胎方位及骨盆入口的了解不及阴道检查直接、明了。肛查的使用有其局限性，前置胎盘病例为避免肛查引起大出血，被列为禁忌之一。

一、肛查的时间与次数

（1）潜伏期：宫口开大 2cm 之内，每 2～4 小时肛查 1 次。

（2）活跃期：宫口开大 2～9cm 时，每 1～2 小时肛查 1 次。

（3）宫口：开大 9cm 至第二产程胎儿娩出前，每 1 小时肛查 1 次，必要时 30 分钟肛查 1 次。

肛查时应注意无菌操作，不可暴力，避免损伤直肠壁。在整个产程中肛查的次数累积不得超过

11 次。

二、肛查内容

1. 先露

先露为胎儿何部，下降程度（居骨盆哪个平面）及胎方位。

2. 胎膜

胎膜是否完整及其紧张度。如已破膜，应观察羊水颜色、气味，判断有无胎儿宫内窘迫及宫腔感染。

3. 宫颈

宫颈长短、厚薄及软硬度，宫颈的方向（居前、中、后或偏左、偏右）。宫颈展平及开大程度（宫口开大 2cm 以内，可用 1 指或 1 指松表示；开大超过 2cm 时，则一律用 cm 表示开大的程度），宫颈与先露的关系（是否衔接）。

宫缩规律有力，宫口不能相应开大，甚呈水肿增厚，为宫颈难产。宫颈居于后方，宫颈前唇长，常可发生前唇嵌顿。破水后，宫颈与儿头不衔接，提示盆头不称或胎先露下降梗阻。

4. 骨盆

骨盆情况，骶骨表面光滑度、弧度，及其倾斜度（以第 3 骶骨为中心，分为骶骨的上段与下段），坐骨棘突出度，坐骨切迹底部宽度，骶尾关节活动度，骨盆中、下段的径线。

正常骨盆的骶耻内径＞12cm，故行肛查时，触不到骶岬。当骶岬下沉，或存在第 3 骶岬，或骶耻内径短缩时，方能触及骶岬。

（1）中段平面：①中段前后径：末节骶椎关节（通常是第 4、5 骶椎关节）至耻骨联合下缘间距＜10cm 为狭窄。②中段横径（坐棘间径）：正常者 5 横指宽，＜5 横指（＜9.5cm）为狭窄。③坐骨切迹底部的宽度，即骶、坐骨间的空隙正常骨盆平均 3 指宽，≤2 指为狭窄。④骨盆侧壁倾斜度：侧壁明显内聚或显著的骨性隆起者，骨盆内腔变小。

（2）出口平面：①出口前后径：骶尾关节至耻骨联合下面的距离＜10cm 为狭窄，在估计此径线时不应忽略骶尾关节的活动度。骶尾关节不活动者，应测尾骨尖至耻骨联合下面的间距，活动度好的骶尾关节在胎儿娩出时，可向后移 2～3cm，使前后径加大。固定的骶尾关节伴骨性隆起或伴明显前钩的尾骨时，骨盆出口前后径缩小，胎儿娩出时可发生出口梗阻。②出口横径：坐骨结节前距点间距＜8cm 为狭窄。③盆腔软组织：骶棘韧带的弹性、韧度及盆底组织的厚度。过于肥厚、坚硬或未待胎儿娩出即出现坏死、移位、脱落等异常情况，均应及时行剖宫产术。

第三节 阴道检查

阴道检查需为严格的无菌操作，否则会导致宫腔感染。整个产程中阴道检查的次数不能超过两次，否则会增加感染的机会。

一、阴道检查适应证

（1）胎儿头不衔接。过月头浮，初产妇临产头浮，经产妇破水头浮，尤其宫缩规律有力儿头仍不入盆者。

（2）胎先露与宫口开大情况经腹部及肛查不能确定者。

（3）胎儿出现宫内窘迫，为除外脐带隐性脱垂以及胎头下降梗阻受压等情况。

（4）妊娠合并产前出血，欲确定诊断，拟定处理方针者。

（5）B超显示羊水过少（液平≤3cm）为破水诊断者。

（6）妊娠过期为扩宫口剥膜进行引产者。

（7）决定手术分娩前。

（8）产程图显示宫口扩张延缓或停滞，以及胎头下降延缓或停滞者。

（9）早破水为扩张宫口催产者。

（10）肛查发现骨盆狭窄或软产道异常，为进一步诊断者。

二、阴道检查的内容

1. 软产道情况

检查外阴、阴道的发育，有无水肿、肿物、静脉曲张、瘢痕挛缩、畸形等异常，及其弹性（扩张力）、通畅度等。宫颈管是否消失（分娩开始前颈管一般长1～3cm，初产妇比经产妇长些），宫颈软硬度、厚薄，宫缩及间歇期开大的厘米数，有无裂伤、水肿、坏死、脱落、瘢痕、畸形及赘生物等。宫颈与先露部之间是否紧密相贴。并应注意盆底软组织的厚度、弹性（楔形的会阴体原厚5cm，分娩时变为2～4cm并前移2.5cm），有人称之为"第二宫口"的盆底组织过厚或缺乏弹性，对胎儿娩出的阻力，不亚于病变引起狭窄的阴道对胎儿娩出的影响。因此，不应忽视。

若胎膜早破，胎先露位置高，胎头与宫颈贴附不好，宫颈呈袖套状悬垂于阴道中，可能存在盆头不称、子宫下段发育不良、宫缩不协调、脐绕颈或前置胎盘，应进行鉴别。有胎盘前置的宫颈质软，紫蓝着色显著。部分性前置胎盘者，可摸到宫口一部分被海绵状组织覆盖（胎盘）；中央性前置胎盘者，则宫口全部被其覆盖（应先经穹隆触诊，如触及胎头与穹隆间有海绵状物，能确诊为前置胎盘时，则不必伸手指入宫口，以免引起大出血）。

先露高浮，宫口开得不大，为避免阴道检查引起人工破水，在宫缩胎囊明显前凸，张力增大时，应避免触摸；相反，当胎头已深定，前羊水囊不凸欲行人工破水时，应在宫缩前羊水囊张力增高时进行破膜。

流出的羊水应注意其色、量以及是否混有胎便、血液、脓汁等。羊水量少，呈黏稠胎便状是胎儿窘迫严重的征象，血性羊水指示胎盘早剥。有宫内感染的羊水，由于感染的菌种不同，其呈现的颜色与黏稠度也各异。

2. 骨盆情况

（1）首先伸指于两耻骨降支间，估计耻骨弓的角度。如为锐角（<90°），则弓下废区大；如为钝角（>90°），则弓下废区小。耻骨弓角度小，尤其耻骨降支长（前骨盆深）伴骨盆侧壁向内倾斜者，则表示坐棘间径、坐骨结节间径不富裕，甚至狭窄。

（2）骶岬的突出度。触及骶岬时，应继续向两侧触摸，如在骶岬的两侧触及髂耻线，则肯定其为骶岬。测量骶耻内径（耻骨联合下缘至骶岬）>12cm为正常。

此外，逐一检查骶骨的弯曲度、光滑度，尾骨翘度，坐骨切迹底部、顶部的宽度，坐骨棘的突出度，坐棘间径，中段与出口前后径及骨盆侧壁倾斜度。检查方法同肛查。

（3）做阴道检查时，可初步估计出骨盆的形态。①耻骨弓宽大，入口前后径短，坐骨切迹窄，侧壁直立，则为扁骨盆。②耻骨弓角度小，骨盆侧壁向内倾斜，骶骨较宽、平坦，骶骨下段向前翘，坐骨切迹变窄，坐骨棘较突，则可能为男型骨盆。③骨盆中、下段前后径高度伸展，骶骨较窄，坐骨切迹宽，骨盆较深，则可能为猿型骨盆。

3．胎儿情况

（1）先露部及其位置：阴道检查时必须查清胎儿的先露部及其位置。头先露根据囟门及矢状缝的位置确定胎方位。产瘤大，颅骨重叠严重者，不易查清囟门与缝合。此时应触摸胎耳，用食、中二指夹住胎耳来回移动耳轮，耳背与枕骨同侧，以此确定胎位。

（2）产瘤与颅骨重叠：胎头沿产道前进时，受到来自盆底的阻力。二者相互抗击产生产瘤。未破水也可产生产瘤。当胎头颅骨重叠明显，产瘤严重时，有时产瘤虽居棘下，但双顶径尚未通过骨盆入口（腹部触诊可触及尚未入盆的大部分胎头），指示存在盆头不称，不应盲目地阴道助产，应选择剖宫产结束分娩。

（3）胎头矢状缝：①胎头矢状缝在骨盆入口时，常与母体骨盆斜径一致。胎头矢状缝居于骨盆横径上（枕横入盆）应查明盆头是否均倾。矢状缝靠近耻骨联合，后顶入盆，为后头倾势不均；矢状缝靠近骶岬，前顶入盆，为前头倾势不均。②胎头矢状缝持续以枕额径（11.2cm）衔于骨盆入口的前后径上，为胎头高直位。

若枕骨朝向耻骨联合时，为枕耻位（正枕前位），衔接后，通过骨盆入口平面后下降，即可仰伸拨露于耻骨弓下缘，有时可自然分娩。

枕骨朝向骶岬者，为枕骶位（正枕后位），胎头必须高度屈曲及变形，才能进入骨盆。易摸到小囟门。持续呈枕后位者，只有25％经阴道分娩。母子易受损伤。

如果宫口已开全，胎头仍取高直后位，不能下降者，应行剖宫产术结束分娩。

（4）胎头额缝：阴道检查时，若摸到额部隆突与额缝，则为额先露。因枕颏径最长（13.2cm），阴道分娩困难，应选择剖宫取子术。

（5）面先露：面先露者，应特别注意有无骨盆狭窄及胎儿畸形，以决定生产方式。骨盆正常时，不要过早干涉，颏前位者，需待胎头降至盆底，才能确定盆头关系。面先露，胎头仰伸时，以气管前囟径（9.4cm）衔接为短。因此，面先露颏前位的分娩未必比顶产式困难。颏后位者，因颈部已极度伸展，无法适应产道后面的弯度，故被阻塞的胎头无法自然娩出，施用产钳也不能将嵌顿的胎头牵出。因此，持续性颏后位时，必须选择剖宫产术结束分娩。

第四节　羊膜镜检

羊膜镜检查是晚期妊娠胎膜完整时，以窥镜插入宫颈，在强光照射下观察羊水的色和量的方法，以了解胎儿是否受到缺氧的威胁。

羊膜镜是一个圆锥形的金属管，其中的管芯是圆钝头的，操作时不至于刺破羊膜，整个镜管长

20cm，直径分有 12mm、16mm 及 20mm 三种规格，可应用于不同的客观条件，外接冷光源于内窥镜的远端。

一、适应证和禁忌证

（1）适应证：①妊娠在 37 周以上有危及胎儿的因素存在。例如，过去有不明原因的死胎史或胎儿监护出现胎心率有晚期减速或频繁的变异减速者。②重度妊娠高血压综合征者在妊娠 37 周以后，可用羊膜镜观察羊水量及颜色，如羊水呈棕绿色（严重胎粪污染），提示胎盘功能不良，胎儿宫内缺氧，应考虑提早终止妊娠。③过期妊娠者在过期妊娠诊断不肯定时，做羊膜镜检查，发现羊水少或有胎粪污染，即是胎盘功能不足的证据，可给予引产处理。④临产后胎心电子监护仪有异常时，可做羊膜镜检查，如发现羊水色和量均正常，则可等待，不必急于干预，这样可省去许多不必要的手术产。如发现异常，即可终止妊娠。⑤诊断羊膜早破。有时少量羊水流出，不能确定是否羊膜早破时，做羊膜镜检查，可以看到破口或羊水外溢现象，即可以确诊。⑥妊娠合并症，如妊娠合并重度贫血、糖尿病者。宫内生长迟缓的胎儿，常伴有慢性缺氧，通过羊膜镜检可指导临床处理，以决定终止妊娠的措施。

（2）禁忌证：胎儿尚未成熟者；有习惯性早产史的孕妇或是宫颈内口松弛的孕妇，操作后易导致早产者；先兆早产者；前置胎盘者；胎位不正者，如臀位、横位等；宫颈强直，难以扩张者；宫体后屈严重，羊膜镜无法插入者。

二、术前准备

（1）应向患者交代检查步骤，可能出现的并发症以及导致羊膜早破的可能。征得其同意后签字，并记录在病历上。

（2）如有胎儿窘迫的现象，经过宫内复苏处理，最好在胎心频率及强度恢复正常后再做镜检。

三、手术步骤

（1）体位：受检者应取膀胱截石位。

（2）消毒：常规消毒外阴。

（3）铺巾：铺无菌巾。

（4）排尿：排空膀胱。

（5）阴道检查：①明确先露部及在骨盆中的位置。②了解子宫颈的软、硬度，宫口开大情况。③扩张宫颈：如未开大，可用手指慢慢扩张宫口，根据宫口开大程度，选择合适型号的羊膜镜，以能放入的最大号为宜。

（6）镜检：在手指的引导下将羊膜镜徐徐送入子宫内口再向前 1cm，以 30°角向骶骨方向轻轻放入子宫。然后取出管芯，将窥镜稍向后退并放回水平位，扭开光源，即可看见羊膜囊下极。若有宫颈黏液或血性分泌，可用棉球拭净。

如从羊膜镜下看到子宫壁或胎膜紧贴胎头，可将窥镜稍退或前后挪动，同时由助手在腹部将先露部向上推动，使羊水流入羊膜囊下方，形成前羊水。此时窥镜顶部紧贴羊膜，与胎先露有一距离。

四、结果判定

（1）正常的羊水澄清、半透明，有时有胎脂漂浮，呈乳白色。

（2）当羊水呈黄色、棕色或绿色时，提示胎儿宫内窘迫。

（3）胎膜紧贴胎头，多次移动见不到羊水，标志胎盘功能不良。

第五节　羊水检查

高位胎膜早破，或破口小，羊水流出少，需查羊水结晶，可确定胎膜是否已破。

一、检查方法

（1）常规消毒外阴，切勿使消毒液流入阴道。

（2）窥器暴露阴道后穹隆部。

（3）用吸管从后穹隆部吸取羊水，滴于玻片上，待检。

二、结果判定

（1）阴道液 pH 值 4.5～5.5，呈酸性。羊水 pH 值为 7～7.5。将试纸放于有阴道液的玻片上，变色后与标准色图比较，可测出其液酸碱度。若测得的 pH 值超过 6.5，提示胎膜已破。

（2）涂片干燥后，镜检，如有羊齿叶状结晶，为阳性，表示胎膜已破。

（3）在阴道液玻片上滴苏丹Ⅲ液，若观察到胎儿皮脂红色脂肪小球，也证实为破膜。

三、注意事项

（1）采取阴道液时，避免将宫颈血性液混入，以免影响羊水结晶的形成及阴道酸碱度测定的准确性。

（2）早产儿皮脂少，检查来自胎儿皮脂的脂肪小球可呈假阴性结果。

第六节　绒毛活检

一、适应证和禁忌证

（1）适应证：①从绒毛中提取 DNA 进行分析，做产前基因诊断。②为了诊断遗传性代谢病，直接从绒毛或经培养后测定酶的种类与活力。③为确定胎儿染色体核型者：夫妻双方曾生育过染色体异常儿者；夫妻双方中有一方家族中曾出生过染色体异常儿者；孕妇年龄≥35 岁或配偶年龄≥45 岁的孕妇；性连锁遗传病，连锁隐性遗传病如血友病，进行性肥大性肌营养不良、C6PD 缺乏症等可依据染色体核型确定胎儿性别，以决定胎儿的去留。④检测胎儿血型。⑤诊断胎儿病毒感染。

（2）禁忌证：有习惯性流产史者；本次妊娠有流产征象者。

二、手术时间

孕 8～10 周时为佳，此时孕囊小，周围均为绒毛覆盖，分支多，易于吸取，不易损伤胎囊。

三、术前准备

术前进行 B 超检查（孕妇不排尿，待膀胱充盈后检查），以了解子宫位置、胎囊大小、囊壁清晰度、胎芽大小、胎芽与胎囊是否成比例、胎心搏动情况、绒毛支发育旺盛程度、绒毛边缘与子宫颈内口的距离等，以指导绒毛活检术的进行。

四、手术步骤

1. 经阴道绒毛活检

若孕妇子宫极度后倾、有子宫肌瘤、严重肠胀气者，最好选择经阴道途径。

（1）体位：孕妇取膀胱截石位。

（2）消毒：常规消毒外阴、阴道。

（3）铺巾：铺无菌巾。

（4）采取绒毛：用窥器暴露宫颈，用碘酒、乙醇消毒宫颈、颈管及穹隆，再用生理盐水纱球反复擦洗 4～5 次后，将选用的塑料管经宫颈送往宫腔。盲取时当感到前端有柔软感；在 B 超引导下则见管端抵达孕囊边缘时，可接上 10mL 空注射器，以 5～10mL 负压抽吸绒毛，边抽边缓慢退出，至塑料管内有少许分泌物即可。如用活检钳采取绒毛，可依以上步骤直接夹取。

（5）送检：将吸出物注入盛有 Hank's 液的器皿中，肉眼可见白色绒毛支。

2. 经腹绒毛活检

孕妇外阴、阴道、宫颈急性炎症者，则应选择经腹途径。孕周选择以 9～10 周为宜。

（1）体位：孕妇取平卧位。

（2）消毒：以碘酒、乙醇行腹部皮肤灭菌。

（3）铺巾：铺无菌孔巾。

（4）采取绒毛：在 B 超引导下，由超声换能器上的引针或用 20 号腰椎穿刺针，穿入子宫壁直到绒毛边缘，吸得少许血性液后拔针。

（5）送检：抽出物的处理同经阴道途径者。

五、注意事项

（1）阴道、宫颈涂抹碘酒、乙醇后必须用生理盐水纱球反复擦洗 4～5 次，以防止抽取的绒毛细胞被残留的乙醇破坏，影响染色体的制备。

（2）如需反复抽吸绒毛，应当不超过 3 次。

（3）可以盲取绒毛，亦可在 B 超引导下进行，后者成功率高且合并症少，故应尽量在 B 超指引下取绒毛。

（4）术后卧床休息 24 小时，注意阴道流血。

（5）禁性生活 1 周。

（6）酌情应用抗生素预防感染。

（7）术后 1 周复查 B 超了解胚胎情况。

第七节　羊膜腔穿刺

一、适应证和禁忌证

（1）适应证：①染色体分析：夫妻双方曾生育过染色体异常儿者；夫妻双方中有一方家族中

曾出生过染色体异常儿者；孕妇年龄≥35 岁或配偶年龄≥45 岁的孕妇。②基因诊断。③判断胎儿性别：针对性连锁遗传病，主要对某些 X 连锁隐性遗传病如血友病、进行性肥大性肌营养不良、C6PD 缺乏症可以根据染色体核型确定胎儿性别，决定去留。④诊断胎儿畸形：主要是诊断开放性神经管畸形，孕妇羊水中 AFP 升高。⑤评价胎儿成熟度。⑥分析羊水生化成分：诊断遗传性代谢病，直接测定羊水中酶活力或培养大量羊水细胞后测定酶活力，以诊断某些疾病。⑦胎儿病毒感染的诊断。⑧促进胎肺成熟（羊膜腔内注入氟美松、甲状腺素、内酯等促进肺成熟物质）。⑨治疗胎儿宫内发育迟缓（经羊膜腔注入氨基酸、白蛋白等可促进胎儿发育的营养物质）。⑩治疗羊水过少（间断向羊膜腔内注入生理盐水，以免胎儿、胎盘、脐带受压而发生胎儿发育畸形、胎肺发育不良或胎儿宫内窘迫）。⑪控制羊水过多（对胎儿发育无畸形，羊水生化指标正常，切盼子女，又有羊水压迫症状者可间断穿刺放羊水以保胎）。⑫引产：胎儿畸形、死胎、计划外妊娠（中、晚期）引产。

（2）禁忌证：孕期曾有流产征兆；体温超过 37.5℃以上时。

二、羊膜腔穿刺时间

穿刺适应证不同，时间各异。

（1）染色体分析或生化分析：孕 13～17 周，以孕 15～17 周最佳。因此期羊水内活细胞多，培养易成功。

（2）测定羊水内 AFP 含量：妊娠 16～20 周。

（3）测定胎儿成熟度：终止妊娠前进行穿刺。

（4）IUGR：应在排除畸形后穿刺注药。

（5）治疗羊水过少或过多：在除外胎儿发育异常后进行。

（6）促进胎肺成熟：应在分娩前 48 小时以上穿刺注药。

三、术前准备

羊膜穿刺前先行胎盘及羊水暗区 B 超定位，可在 B 超引导下进行，亦可经 B 超定位标记后操作。穿刺时尽量避开胎盘，在羊水量相对较多的暗区进行。

四、手术步骤

（1）排尿：排空膀胱。

（2）体位：受术者采取平卧位。

（3）麻醉：于定位点用 1％利多卡因局部浸润麻醉。

（4）铺巾：铺无菌巾。

（5）B 超：B 超观察胎儿发育情况，了解胎盘位置和羊水量。

（6）羊膜穿刺：在实施 B 超引导下穿刺，尽量避开胎盘。

用 20 号腰椎穿刺针经腹壁刺入宫腔。进羊膜腔时有落空感。拔出针芯后接 10mL 注射器抽取羊水，开始 2～3mL 丢弃之，因可能混有母血。然后再按检查需要量抽取。慢慢抽取羊水分析或注入药物、生理盐水进行治疗。

五、注意事项

（1）胎盘在前壁者，由胎盘边缘部分进针。胎盘在后壁者，防止穿刺过深。腹部有手术切口者应避开瘢痕处，因该处可能有肠管与腹壁粘连，易受到损伤。

（2）若第一次穿刺无羊水，放回针芯将针稍进深些或回退一些，再无羊水抽出时当更换部位。若抽出为血液，可改变部位再穿。如仍为血液则表示穿刺失败。

（3）抽取羊水量不应过多，速度不宜过快，以免引起宫缩或胎盘早剥。

（4）术后注意胎动及胎心，术后 24 小时内听胎心 3～4 次。

（5）术后 3 天内减少活动，暂不洗浴。

（6）2 周内禁性生活。

（7）若穿刺次数多，术后有宫缩时可酌情用子宫松弛剂。

第八节　胎盘穿刺

一、施术时间

孕期＞18 周。

二、术前准备

通过 B 超了解胎儿发育情况及胎盘定位，胎盘附着于前壁者，尤适宜应用此法。

三、手术步骤

（1）排尿：排空膀胱。

（2）体位：受术者采取平卧位。

（3）消毒：常规消毒术野皮肤。

（4）铺巾：铺无菌孔巾。

（5）麻醉：用 1%利多卡因局部浸润麻醉。

（6）穿刺：按定位点或在 B 超引导下，用 20 号腰椎穿刺针垂直进针，刺入羊膜腔。若为后壁胎盘，则可继续进行，当针端到达胎盘胎儿面后插入 2～4mm，拔出针芯，与经肝素冲洗过的、内盛 10mL 生理盐水的 20mL 注射器衔接，将其抽至 20mL 处，使形成负压，稍停留，迅速拔出穿刺针。若为前壁胎盘，当针端进入羊膜腔后退回至胎盘表面，再继续回退 2～4mm，按上法接注射器抽取。

第九节　胎儿镜检

胎儿镜是直式针镜，是一种硬质光导纤维内窥镜，于妊娠中期经孕妇腹壁及子宫壁穿刺后放入羊膜腔中，可直接观察胎儿体表及胎盘胎儿面。附设装置可同时采集羊水、胎血及胎儿皮肤活检。

一、适应证

（1）窥视胎儿体表异常。

（2）取胎血主要用于：①染色体分析；②诊断常染色体隐性及伴性染色体免疫功能缺陷；③

诊断胎儿免疫性溶血（母儿血型不合）；④诊断胎儿血红蛋白病；⑤诊断胎儿血小板数量及功能异常；⑥诊断血友病；⑦诊断先天性代谢异常，如半乳糖症、黏多糖积累症；⑧诊断胎儿病毒、细菌及寄生虫等宫内感染。

（3）胎儿活体组织采取诊断遗传病。

胎儿皮肤活检：此法适用于不能经 DNA 分析或其他方法产前诊断的遗传性皮肤病。①常染色体隐性遗传皮肤病，包括大疱性营养不良性表皮松解症、无汗性外胚层发育不良、大疱性表皮松解病、花斑性鱼鳞病、眼皮白化病、Sögren-larsoson 综合征、非大疱性鱼鳞癣样红皮病。②常染色体显性遗传皮肤病，包括大疱性先天性鱼鳞癣样红皮病。③伴 X 染色体隐性遗传性皮肤病，包括少汗性外胚层发育不良。

胎儿肝脏活检：用于产前诊断下述疾病：①鸟氨酸氨甲酰基转移酶缺乏；②非酮症性高乳酸血症；③6-磷酸葡萄糖激酶缺乏；④氨甲酰磷酸合成酶缺乏。

（4）胎儿宫内治疗：①宫内输血：通过胎儿镜可以对某些溶血性贫血儿输血。②计划性杀胎：对双胎输血综合征，可杀死其中一胎，使另一胎得以存活等。③胎儿宫内治疗性引流术。

二、施术时间

（1）孕 15～18 周，是观察胎儿体表最佳时间。

（2）孕 18～21 周，为取胎血最佳时间。

三、术前准备

（1）B 超扫描行胎盘定位、胎儿测量、胎位确定、胎儿镜插入位置的选择。

（2）术前用安定 10mg 静脉注射，可使孕妇镇静并减少胎儿活动。

四、手术步骤

（1）排尿：排空膀胱。

（2）体位：受术者采取平卧位。

（3）消毒：常规消毒腹部术野皮肤。

（4）铺巾：铺无菌孔巾。

（5）麻醉：用 1%利多卡因局部浸润麻醉。

（6）切口：在拟定腹腔镜插入部位做 5mm 长的皮肤切口，切口应直接对着胎儿及胎盘的位置。

（7）穿刺：用装上套管的套针（Trocar）经腹壁切口刺入羊膜腔内，如拔出套针有羊水溢出，即证实已在羊膜腔内，可插入胎儿镜窥视。

（8）改变体位：操作过程中，可使孕妇改变体位如侧卧位、胸膝卧位等或用手在外部推动胎儿，使检查部位暴露在可见范围之内。

（9）皮肤活检：取皮肤活检时，拔出胎儿镜，插入活检钳，在超声波引导下，对准胎儿的背、臀、肩及头皮等处采取皮肤组织。

（10）取胎血：可将胎儿镜对准胎盘表面血管，用 26 号或 27 号针直接刺入胎盘表面较大的血管取血，或直接穿刺脐带取血。

（11）术毕，取出胎儿镜，插入部位用纱布加压 2 分钟。

五、注意事项

（1）胎儿镜的穿刺点应根据胎盘位置而定：后位胎盘穿刺点位于小肢体部分；前位胎盘应选择胎盘周围或胎盘很薄的边缘部位。

（2）因视野有限，应选择需要的看，重点观察。

（3）术后严密观察孕妇的一般状况。

第十节　经腹脐血管穿刺

一、适应证

（1）产前诊断：凡从全血可能确诊的所有疾病，包括：①血液病，如胎儿免疫性溶血、血友病、血小板减少症等；②染色体异常；③先天性内分泌异常；④巨细胞病毒、弓形虫所致的胎儿宫内感染。

（2）可快速鉴定羊水培养的可疑结果。

（3）晚孕时检查胎血酸碱度及血氧，可诊断胎儿宫内窘迫。

（4）测定胎儿血液成分。

（5）研究胎儿营养。

（6）探讨胎儿宫内发育迟缓的原因及评估疗效。

（7）研究孕母用药对胎儿的影响。

（8）指导宫内治疗，经脐血管穿刺可开展宫内治疗，如给胎儿输血、输血小板，向胎血液循环中注药。

二、术前准备

（1）排空膀胱。

（2）从孕妇静脉注入安定 10mg，使之镇静并可减少胎动，以增加穿刺的成功率。

（3）用超声扫描确定胎盘位置及脐带附着处，测量胎儿及羊水暗区，了解胎心及胎动情况。

三、手术时间

妊娠 20～22 周为最佳抽血时期，此时脐带较粗，容易刺中血管，且胎儿较大，可以耐受抽出足够的血标本。

四、手术步骤

（1）体位：受术者采取平卧位。

（2）消毒：按常规做腹部皮肤灭菌后涂无菌耦合剂，超声探头亦涂无菌耦合剂后套裹一个无菌手套。

（3）麻醉：用 1% 利多卡因局部浸润麻醉。

（4）穿刺：经 B 超测定皮肤到脐带的距离，据此以 22 号穿刺针穿刺。

穿刺点在距胎盘附着处 2cm 以内的脐带较为理想，因此处脐带相对固定。

穿刺针刺入脐血管即拔出针芯，接注射器抽出适量胎血（3～5mL）后将针芯插回，拔针。

五、注意事项

（1）拔针后压迫穿刺点片刻。

（2）继续用 B 超观察脐带穿刺处有无出血及胎心、胎动 15 分钟。

（3）观察孕妇 1 小时。

第十一节　胎儿大小的诊断方法

一、根据宫底高度预测胎儿大小

古老的概算胎儿身长的方法是根据妊娠月数，即胎儿身长值在妊娠 5 个月前为月数的平方（cm）；妊娠 6～10 个月为月数×5（cm）。概测体重值于妊娠 5 个月前为月数 3×2（g）；妊娠 6～10 个月为月数 3×3（g）。

由于羊水量正常的胎儿大小一般与子宫增大程度一致，故可用子宫的大小间接判断妊娠月份和估计胎儿大小。最常用的方法是根据测量的子宫底的高度（用软尺测量耻骨联合上缘至子宫底顶端的弯曲长度）推算胎儿的发育，其公式为：

$$子宫底高度（cm）-3（月数+1）$$

其值<-3 为胎儿发育不良；其值在-3～+3 之间为发育正常；其值>+5 为胎儿过大或异常；巨大儿者应警惕是否盆头不称。

二、妊娠曲线图

将孕妇体重的增加、腹围、宫高的增加、胎头双顶径值的增长（B 超测量）、孕妇血压、蛋白尿、水肿及胎位、胎心等，制成标准曲线图。于每次孕期检查时，将检查的结果随时记录于曲线图上，连续观察、对比，可以概测出胎儿的发育及大小。

三、妊娠胎儿标度法

以妊娠日数为基准，按妊娠日数并列出相关的胎头双顶径值（cm），枕额径值（cm），子宫前后径厚度（cm），子宫体部长度（cm，超声波测知），母体腹围（cm），母体体重增加值（kg）以及胎儿标准体重（kg）的生理常数制成图表，以此推算子宫内的胎儿体重（kg）。按此表可推算出妊娠日数相应的胎儿体重数值。

四、超声波测量胎头双顶径（BPD）

胎头各径线的增长与胎儿体重的增加一致，其中以胎头双顶径值更有意义，妊娠 28～38 周期间，胎头双顶径每周增加 2mm，每周增加的数值低于 1.7mm 为异常。胎头双顶径 8.7cm 为胎儿成熟的标志。通常认为如胎头双顶径达 8.5cm 以上，则 91% 的胎儿体重超过 2500g。根据超声波诊断仪测得的胎头双顶径值，可按下述公式推算出胎儿体重的近似值。

Hellman 氏：BPD（cm）×772.2-3973.8（误差±382g）

Sabbagha 氏：BPD（cm）×933.1-5497.8（误差±404g）

Thompson 氏：BPD（cm）×1060-6675（误差±480g）

Kohom 氏：BPD（cm）×613－2569（误差±490g）

中国忠明：BPD（cm）×838.3－4411（误差±653g）

简便计算法：BPD（cm）×900－5200

五、超声波测量 AID、头围、腹围、股骨长、肱骨长

根据测量结果来推测胎儿大小。

第十二节　胎儿成熟度的诊断方法

需进行羊水分析。

一、羊水 L/S 比值的测定

正常新生儿出生后能维持自由呼吸，且呼气时肺泡不萎陷，而保留一定的残气。是由于肺泡 II 型细胞分泌表面活性物质，其主要成分是卵磷脂。

自妊娠 25 周左右，卵磷脂（L）合成量迅速增加，但鞘磷脂（S）量增加缓慢。L/S≥2 为胎儿肺成熟的指标，L/S＜1.5 为肺不成熟。

二、泡沫试验

羊水加入 95％乙醇混合振荡，出现较为稳定的泡沫为（＋）。（＋）表示肺表面活性物质增加，标志肺成熟。

三、羊水中肌酐浓度的测定

羊水中的肌酐是胎儿肌组织中肌酸的代谢产物，经胎儿肾脏随尿液排入羊水中。因此，可通过羊水中肌酐的浓度来判定胎儿肾成熟度。羊水中肌酐浓度超过 2mg/dL，指示胎儿肾成熟；肌酐浓度低于 1.49mg/dL，指示胎儿肾未成熟，其中间值为可疑，此法准确性较高。

四、羊水中胆红素类物质浓度的测定

羊水中胆红素、胆绿素、氧合血红蛋白、正铁血红蛋白、正铁血红素、尿胆元等总称为胆红素类物质。随着妊娠的进展，胎儿肝脏酶系统逐渐完善，则羊水中胆红素类物质逐渐减少。妊娠 36 周以后，羊水中无胆红素类物质。当肝脏未成熟或 Rh 血型不合时，羊水中含胆红素类物质。此法估计胎儿成熟度不够敏感。

五、测定羊水中脂肪细胞的出现率

妊娠后半期，羊水中出现的上皮细胞，主要来自逐渐发达的皮脂腺细胞，随着妊娠周数的增加，胎儿皮脂腺逐渐成熟，羊水中脂肪细胞出现率逐渐增高，可作为胎儿皮肤成熟度的指标。如羊水滴片中的脂肪细胞出现率达 10％～20％，标志胎儿皮肤成熟。

六、测定羊水中的甲胎蛋白（AFP）

羊水中的 AFP 产生于胎儿肝、消化管、卵黄囊、胎盘合体细胞。随着妊娠的进展，羊水中 AFP 逐渐减少。羊水中含 AFP 50μg 时，为妊娠 37 周以上。此值可作为胎儿成熟度的指标之一。羊水中 AFP 值的测定，也有助于死胎、胎儿畸形的诊断。当胎死宫内时，胎盘内的 AFP 可一时地转入母体，使母血中的 AFP 呈异常高值。当胎儿发育畸形（神经管开放）时，AEP 向羊水中漏出。因此，母血

及羊水中 AFP 值的升高是诊断无脑儿、脊椎裂等胎儿畸形的依据之一。

七、测定羊水中的电解质

妊娠初期，羊水中电解质含量基本和细胞外液相同，其中含的主要是钠、氯、碳酸氢根离子及少量的钾、钙、镁、磷酸氢根离子。随着妊娠的进展，由于胎儿尿大量排至羊水中，使羊水逐渐变为低钠、低钾、低渗。当钠值低于 25mg/dL 时，胎儿体重在 2500g 以上。

第十三节　胎儿储备功能检查法

可通过内源性及外源性胎儿监护仪进行检查，有条件的医院，产程中最好能对每个产妇连续监护，以便及时发现异常。如只能做选择性监护，可对先兆子痫、过月妊娠、胎儿有宫内窘迫症状及应用催产素静脉滴注者进行系统的监护。应用胎儿监护仪时，在胎心率、宫缩图上记录，并应注意观察宫缩曲线与胎心率间的关系。

一、胎儿心率变化的观察

1. 胎儿心率基线

胎儿心率基线（Baseline Fetal Heart Rate，BFHR）是指在一定时间内（至少 10 分钟）胎儿心率的平均值。正常时每分钟胎心次数（Beats per minute，bpm）基线的摆动幅度是在 120～160 次/min 之间。

（1）胎心加速型：BFHR＞160 次/min 称为频脉或心动过速。见于母体发热，甲状腺功能亢进，母体应用副交感神经阻滞剂（如阿托品类药物）以及胎儿宫内窘迫的早期。

（2）胎心减速型：BFHP＜120 次/min 为迟脉或心动过缓见于宫颈旁神经阻滞，母亲注射利血平等药物以及胎儿宫内窘迫的晚期。

2. 胎儿心率的变异性

是指胎儿交感神经与副交感神经间的变动所出现的胎心率的生理性变化。

（1）胎儿心率基线：其摆动幅度仅为 5～10 次/min 时，提示胎儿入睡或受镇静药影响，或因胎儿缺氧呈中度抑制状态。

鉴别其原因的方法：经阴道或经腹部推按，或振荡胎头或臀部，如经此刺激后 BFHR 出现变化，说明胎儿曾入睡；如经刺激后 BFHR 无变化，则说明胎儿神经系统处于抑制状态。

（2）胎心基线固定型：胎心基线率变化相差每分钟低于 5 次，或几乎无变化，呈平直状。提示胎盘功能不良，胎儿宫内窘迫，或胎儿曾接受过度镇静药，或心动节律中枢受到严重抑制。

3. 胎儿心率周期性变动

是指宫缩引起的胎心率加速或减速变化。宫缩时胎心率一过性加速，表明胎儿良好；宫缩时胎心率变慢，则为不良征兆。

宫缩时胎心率减慢分为早发型心率减慢、迟发型心率减慢、变化型心率减慢 3 种类型。

（1）早发型心率减慢（早期减缓）：特点是宫缩的同时出现胎心率减慢，宫缩终了同时消失。多见于宫口开大 4～7cm 时，给产妇吸氧及改变体位时此波型不改变。这是由于胎头受压副交感神经张力增加所致。应用阿托品后此减速消失。出现此种心率的胎儿头皮血 pH 值常无异常。胎儿出生后 Apgar 评分不低。但当胎儿心率下降到 80 次/min 以下，或在分娩早期频繁出现，或心率基线在 160 次/min 以上并发早期减缓时，预示胎儿不良。

（2）迟发型心率减慢（晚期减缓，Late Decelerations，LD）：特点是迟于宫缩出现的胎心率减慢。是因子宫、胎盘功能不良，导致缺氧，胎儿心肌受抑制引起。静脉滴注催产素诱发子宫过强的收缩可使原胎盘功能低下的胎盘血液更加减少，出现迟发型心率减缓。给产妇吸氧能改善此种波型或使之消除。迟发型减缓很难由听诊发现。监护发现此种波型尤其是在持续 20 分钟以上时，提示胎儿预后不良。应给予下述处理：①左侧卧位；②氧气吸入；③静脉输液等全身支持疗法；④停止静脉滴注催产素或刺激乳头等刺激子宫收缩，可加重胎儿宫内缺氧窒息的处理。

如果经上述积极治疗后，胎心率仍无改善，应除外胎儿畸形，尤其应注意排除胎儿心脏发育缺陷，在此前提下，应考虑采取剖宫产术抢救胎儿。

（3）变化型心率减慢（变异减缓）：特点是散在性、多发性胎心减速，胎心率的减慢及波型、振幅的变化与子宫收缩波型间无固定关系。导致变异减缓的原因，主要是脐带受压。多见于脐带绕颈、绕体病例。由于脐带受压或因宫缩引起胎盘绒毛腔血流量突然减少，以致引起胎儿大循环血容量的降低。心率下降的深度及持续时间与脐带受压程度相一致。如果此种胎心率减慢持续的时间少于 60 秒，一般不需要立即手术结束分娩。严重的变化型心率减慢，胎心率可降至 70 次/min 以下，持续时间在 60 秒以上；或低于 60 次/min，持续 30 秒以上，或反复发作时，均应立即行剖宫产术，以抢救胎儿，避免胎死宫内。

二、无刺激试验（NST）

不给产妇任何刺激，观察孕 34～37 周的高危患者，在胎动时胎儿反映出来的胎心率变化，以判断胎儿对缺氧的耐力及胎儿的储备能力。

通常，胎儿在子宫内每隔 15～20 分钟呈反复交替地睡眠与觉醒状态。睡眠时无胎动，无胎心变异率的增加。正常的胎儿在宫缩与胎动时胎心率呈一过性增加。

具体方法：孕妇取平卧位，将胎心探头放在胎心最响处，测宫缩或胎动的探头放在宫底或胎体一侧，一般先观察 20 分钟，如无反应可推动胎体（推 1 分钟）再试验 20 分钟，观察胎心率的变化，进一步判断试验结果。

反应型：胎心率基线在 120～160 次/min，胎动时胎心加速＞15 次/min，持续时间＞15 秒，此型表示胎儿情况良好。无其他因素影响，在 1 周内分娩，胎儿能耐受分娩时暂时缺氧的负荷。

无反应型：胎心率基线在 120～160 次/min，或胎动很少，胎动时胎心率不上升或上升，＜15 次/min，或持续时间＜15 秒，此型表示胎儿在宫内已受到一定程度的损害，对暂时缺氧耐受力差。

三、催产素激惹试验

催产素激惹试验（Oxytocin Challenge Test，OCT）又称催产素刺激试验或宫缩应激试验，试验原理是通过一过性缺氧负荷（宫缩），测定胎儿储备能力。

试验方法：受检的孕妇取平卧位，将描绘仪探头置于腹壁，连续描记胎心及宫缩。若 10 分钟内无自发性宫缩或异常胎心率，即给予静脉滴注小剂量稀释的催产素（0.5% 浓度的催产素、10% 葡萄糖 500mL 中加催产素 2.5U)，静脉滴注从 0.5～1mU/min（2～4 滴/min）开始，每 15～20 分钟加 1 倍剂量，直到 10 分钟内出现 3 次宫缩，每次宫缩持续 40～60 秒时，即维持此剂量催产素 30 分钟。Freeman 将 OCT 试验结果分为以下 3 种。

（1）阴性：变异率在 6 次/min 以上，无迟发型胎心率减慢。

（2）阳性：变异率在 5 次/min 以下，迟发型胎心率减慢连续出现 3 次以上。

（3）可疑阳性：偶见迟发型胎儿心率减慢。

催产素激惹试验的临床意义：OCT 阴性者一般在 1 周内不致死亡，是胎儿在 1 周内临产耐受良好的指标；OCT 阳性者表示胎儿死亡危险性增加，不一定是胎盘功能不良。有 1/4 OCT 阳性病例，分娩时不出现 LD。但 OCT 阳性而尿 E_3 低时，胎儿肺已成熟能存活者，应行剖宫取子术结束分娩。通常 OCT 配合尿 E_3 连续测定，可提高诊断准确率。OCT 试验应结合临床情况及其实验室检查结果，做出具体处理方案。

OCT 禁忌证：古典式剖宫产史；产前出血可疑前置胎盘；多胎妊娠；早产先兆。

第十四节　胎儿呼吸、循环功能检查法

一、羊水镜（羊膜镜）

通过羊膜镜观察羊水中有无胎粪混浊，以此来判断胎儿有无窘迫的检查方法。如有条件，分娩开始后的病例均可通过羊水镜进行宫内监视。

正常的羊水镜像为澄清，无色透明，胎发束状浮动。胎脂片浮游闪白色，胎儿皮肤呈白色。羊水被胎便污染时，可呈黄色、淡绿色或暗绿色。

（1）在分娩开始前羊水即呈现黄色混浊，指示胎盘功能不良，胎儿储备力低下。

（2）羊水呈淡绿色或暗绿色时，则预示胎儿缺氧，预后常不良。

（3）羊水呈红色混浊时，标志胎盘早剥。

羊水呈上述异常变化时，往往需剖宫产术抢救胎儿。通常，褐色羊水提示胎儿已经死亡。

羊水镜检方法简便、经济，容易掌握，与胎心率密切配合，可作为估计胎儿情况的辅助诊断方法。

二、胎动

胎儿在子宫内活动正常是胎儿情况良好的一种临床表现，正常胎动每小时 3～5 次。胎动增加表明有良好的储备能力；若每小时胎动低于 3 次，可能是胎儿储备能力不足、胎儿慢性缺氧所致。一般胎动停止后 12～48 小时胎心随之消失。急性缺氧的初期，胎动突然异常活跃，继之胎动停止，胎儿死亡。因此，当胎动活跃时，应把握住时机，适时剖宫，抢救胎儿。

估计胎儿体重在 2500g 以下者，如每周胎动次数减少 50% 以上，常表明胎儿情况严重。Fearson 认为若每日 12 小时的胎动数低于 10 次，则指示胎儿缺氧。应进一步检查其他指标，必要时行剖宫产术。

三、胎儿头皮末梢血的 pH 值和气体分析

一般来讲，如胎心节律、强弱以及每分钟的跳动次数均在正常范围内，胎儿不存在宫内窘迫，

但如果胎心率和胎动异常，则需要做其他辅助的检查，以协助处理方针的决定。在未破膜病例，可借助羊水镜观察羊水有无胎便污染；对已破膜病例，如有条件，则可测定胎儿头皮末梢血的酸碱度并进行气体分析，以便了解胎儿有否呼吸性和代谢性酸中毒。胎儿头皮血实验室检查的正常值：pH 值＞7.25，PCO_2＜8kPa（60mmHg），碱剩余＞8mEq/L。

第十五节　胎儿—胎盘单位功能检查法

胎盘的运输功能对胎儿的生长发育有直接影响。慢性胎盘运输功能不良，可导致胎儿宫内发育迟缓；急性胎盘运输功能障碍，可使胎儿死于宫内。

一、母体尿中雌激素值（E 值）

妊娠期雌激素 E 的产生、显著增加是与胎儿胎盘相关联的。即从胎儿肾上腺分泌的去氢表雄酮（DHEA）在胎儿的肝脏及肾上腺 16α-羟基化，在胎盘芳香化，被转化为 E_3，从母体尿中大量排出。妊娠中、晚期尿中 E 主要是 E_3，故多以 E_3 的测定作为胎儿—胎盘的功能指标。

根据尿中 E 值测定可了解：胎儿的 DHEA（生成 E 的原料）的产生能力；胎儿胎盘 E（特别是 E_3）的转化能力；胎儿—胎盘—母体系的循环动态。孕妇尿中 E 的测定是最主要和可靠的方法。

正常妊娠过程中，越接近妊娠末期，E 值就越高，需连续观察 E 值的图线变化。母体尿中 E 值在正常范围以下或虽在正常范围内，但其值急剧下降 50%以上时应考虑为胎儿—胎盘功能不全。

仅依靠雌激素的量来处理高危妊娠是不够的，还应明了胎儿的成熟度及其在母体外的生活能力。故雌激素的测定应与胎儿的成熟度的判断结合起来，以减少早产儿与新生儿死亡。

二、随意尿中雌激素/肌酐比值（E/C）

E/C 与 24 小时尿中的 E 之间关系密切。可用 E/C 值代替 24 小时尿 E 值的测定。此法可纠正由于留尿不准或由于肾功能变化而造成的误差。E/C 对胎儿预后的估计价值大，正常的 E/C 值＞15；E/C 值 10～15 为警戒值；E/C 值以 10 为危险值的上界。

三、血中 E_3 的测定

近年来用放射免疫测定血中的 E_3 值来了解胎儿—胎盘功能。此种检查法较复杂，要求条件较高。

四、雌激素/17 酮类固醇比值（E/17ks）

测定孕妇尿 E/17ks 比值可进一步判定胎儿—胎盘单位功能障碍的主要矛盾的所在。妊娠 32 周以后，E/17ks＞4 表明胎盘的芳香化能力正常。如 E 值低，而 E/17ks 亦低，说明胎盘的芳香化能力不足；如 E 值低，而 E/17ks 高，则表明主要障碍来自胎儿的 DHEA 生成少。

五、去氢表雄酮负荷试验

其意义与 E/17ks 相似。可进一步判定胎儿—胎盘单位功能不良主要障碍之所在。如给 DHEA 负荷后，尿中雌激素的量在 4 小时内急剧上升为正常。如 24 小时仍不增长，则表明胎盘功能低下；反之，如 E 值低，而 DHEA 负荷试验的反应正常，是表明胎盘功能正常，而胎儿不能供给足够的 DHEA。

第十六节　胎盘功能检查法

一、内分泌检查

血中胎盘生乳素（HPL）的测定：HPL 是胎盘合体滋养细胞产生的蛋白类激素。

HPL 是胎盘特有物质，HPL 的测定对胎盘功能的判定有重要意义。HPL 半衰期短，可迅速地反映胎盘的功能状态。因此，它可预测胎儿的预后，是一种可靠的检查方法。

妊娠晚期，HPL 的正常值为 14μg/mL，其值＜4μg/mL 时，表示胎盘功能不良，胎儿危险，应考虑行剖宫产术挽救胎儿。

二、血清酶的检查

（1）耐热性碱性磷酸酶：耐热性碱性磷酸酶（Heat Stable Alkaline Phosphatase，HSAP）是胎盘合体细胞产生的一种酶。它随妊娠的进展而增加，超过预产期后缓慢下降，当胎盘退化，梗死时，大量滋养叶细胞崩解，胎盘功能急性受损，HSAP 突然升高。持续的 HSAP 的低值可伴有低体重儿（SFD）、畸形儿、死胎；而 HSAP 突然升高时，则多有胎盘急性坏死，胎儿危险现象。

（2）催产素酶：孕妇血清中有使催产素失活的酶，即催产素酶。主要是胱氨酸氨肽酶（CAP），CAP 由胎盘合体细胞产生。CAP 持续低值表明胎盘功能不良；CAP 骤降，则表明胎盘有急性功能障碍。

三、阴道脱落细胞涂片

成堆舟状细胞、无表层细胞，嗜酸性细胞指数 10% 以下，致密核少，表示胎盘功能良好；舟状细胞消失或极少，表层细胞增多，嗜酸性细胞在 10% 以上，致密核 20% 以上，并有底层细胞出现，预示胎盘功能不良或老化。

四、B 超测定羊水量及胎盘功能

（1）羊水平段：3.5～6cm 为正常范围。羊水平段越大畸形发生率越高。8～10cm 畸形率为 43.6%，11cm 以上畸形率为 88.5%。低于 3.5cm 为羊水过少。

（2）胎盘功能分级的临床意义。

0 级：未成熟。

Ⅰ 级：开始趋向成熟。

Ⅱ 级：Ⅱ 级早：成熟早期；Ⅱ 级晚：成熟。

Ⅲ 级：胎盘已成熟，趋向老化。

胎盘成熟为一渐进过程，故各级成熟度在各孕周可有交叉重叠现象。少数Ⅲ级胎盘在 37 周前出现，相反在 37 周后尚有少数胎盘为Ⅰ级。

五、胎盘运输功能的动力试验

常用的方法有阿托品试验和新福林试验。

1. 阿托品试验

对早期诊断胎盘功能不全有很重要的临床意义。本试验是根据 Fick 原理，即通过胎盘的物质浓度和通过的速度，与胎盘功能成正比；与母体胎儿循环中药物浓度亦成正比；而与胎盘渗透膜的厚度成反比。

先描记宫缩及胎心图，描记 30 分钟后再用阿托品静脉滴注，（共滴入 1mg）用药期间连续观察胎心对阿托品的反应、包括反应的速度、胎心率的变化及反应持续的时间。阿托品阻断副交感神经受体，引起交感神经功能亢进，使胎心加速。阿托品的试验结果如下。

（1）阳性反应：静脉滴注阿托品 5～9 分钟后，胎心率增加 30 次/min。该反应见于胎盘运输功能良好的孕妇。

（2）阴性反应：静脉滴注阿托品胎心率无变化。见于过期妊娠，胎盘梗死，绒毛透明性变，胎盘渗透功能降低，胎儿存在慢性或隐性宫内窘迫。

（3）不典型反应：静注阿托品后，胎心增快的潜伏期延长（超过 10 分钟）；或胎心率仅增加 5～10 次/min，呈现迟钝反应。

阿托品试验阳性者，多足月顺利分娩；阴性及不典型反应者，其中绝大部分均因胎儿宫内窘迫需行剖宫取子术。

2. 新福林试验

与阿托品试验的原理相似，均是通过注入药物观察胎盘的通透性和胎儿储备能力，来协助诊断胎盘运输功能障碍。由于此种实验的个体差异大，准确性较差，临床上应用少。

胎儿监护种类及可靠性将不断增加，应综合分析各监护指标。

如果各种检查指标指明胎儿已有生活能力，无畸形和遗传性疾病，其胎盘功能低下，或胎儿有宫内窘迫，短期内又不能自然分娩者，可选择剖宫产术。

第十七节　产程进展图

产程图是一种反映产程进展实况的图形，主要根据临产后宫口开大与儿头下降的具体数据画成产程进展的曲线，以判定产程进展是否顺利，鉴别难、顺产，指导临床处理。产程图分期如下。

一、潜伏期

从孕妇出现规律宫缩（即每 10 分钟内有 2～5 次宫缩）开始，宫颈展平，宫口逐渐开至 2cm 所持续的时间称为潜伏期。

二、活跃期

宫缩频率及强度逐渐增加，宫口从开大 2cm 起进入活跃期。活跃期又分为如下 3 个阶段。

（1）加速阶段：宫口开大 2～4cm 所持续的时间称为加速阶段。

（2）最大倾斜阶段：宫口开大 4～9cm 所持续的时间称为最大倾斜阶段。

（3）减缓阶段：宫口开大 9～10cm 所持续的时间称为减缓阶段。

临床应用产程图的关键在于善于识别异常产程图，及时、准确地处理分娩中的异常，适时地决定剖宫产。

第十八节　异常产程图

一、潜伏期延长

潜伏期延长为可能阴道分娩型。应仔细查出隐蔽性难产因素，盆头不称、软产道梗阻、宫颈难产、原发性宫缩乏力、子宫收缩不协调或过度精神紧张、疲劳、进食不佳等，均可导致潜伏期延长。经积极处理后有阴道分娩的可能。

单纯潜伏期延长需剖宫产结束分娩者不多。原发性宫缩乏力引起的潜伏期延长应鉴别是属于低张性还是高张性的宫缩乏力。

潜伏期延长是否需要采用人工破膜及刺激宫缩的方法，主张尚不一致。大多数人主张潜伏期的治疗应着重休息和营养等支持疗法，在除外盆不称与胎位不正，经其他方法刺激宫缩效果不佳，且宫颈已容受，宫口开大 2cm 时，才考虑行人工破膜、刺激宫缩的方法。

二、宫颈扩张延缓或停滞

活跃期宫口扩张速度应＞1cm/h，若其扩张率≤0.8cm/h，为活跃期宫口扩张延缓。

活跃期宫口扩张或胎先露下降停滞≥4 小时，为活跃期宫口扩张停滞或胎先露下降停滞，宫口扩张停滞与胎先露下降停滞可同时发生。有的学者主张≥2 小时产程无进展即应视为停滞。

活跃期是产程的关键时刻，难产大多发生在此期。无论是活跃期延缓或停滞均应积极寻找原因。阴道检查，一般宫口开大 3～4cm，如果能触及胎头颅的矢状缝，无明显盆头不称，未破水者可行人工破膜。有下列情况应考虑有盆头不称的可能。

（1）矢状缝在骨盆入口斜径上，在矢状缝的前方可能触及大囟门，为枕后位，儿头屈曲不良。

（2）矢状缝在骨盆入口横径上，靠近骶岬侧（或靠近耻骨联合侧），为前顶先露（或后顶先露），称之为前盆头倾势不均（或后盆头倾势不均）。一般前盆头倾势不均不易纠正。

（3）矢状缝在骨盆入口前后径上，为胎头高直位，小囟门位于宫口中央，标志胎头极度俯屈。枕骨朝向耻骨弓者为枕耻位；枕骨朝向骶岬者为枕骶位。

（4）额先露或额后位。

（5）颅骨变形严重，产瘤大，颅骨重叠明显。或产瘤位于棘下，但耻骨联合上方仍可触及部分胎头未入盆。

（6）已破水，先露与宫颈不能紧贴，宫缩时胎头不下降，或宫口扩张停滞。

（7）宫颈严重水肿，呈紫黑坏死外观，活跃期继发宫缩无力，应想到是否有盆头不称。只有通过对产程的仔细观察才能发现相对性盆头不称。

国内医院医生通过 1230 例产程图分析，总结出 13 种产程图形，5 种基本产程图。

Ⅰ型（阴道自然分娩型）：此型多能经阴道自然分娩。但临床过程中如出现胎儿宫内窘迫或产前出血等危及母子安全的症状时，也应考虑选择剖宫产术。

Ⅱ型（可能阴道自然分娩型）：即单一潜伏期延长图形。经积极寻找隐蔽性难产因素处理后，可争取阴道自然分娩。

Ⅱ型（可能产钳分娩型）：包括活跃期的减缓阶段延长与活跃期有两个阶段连续延长的两种图形。经积极处理后，多可经阴道分娩，产钳分娩的机会增加。

Ⅳ型（可能剖宫产分娩型）：潜伏期延长合并其他阶段延长。此种图形预示可能有部分梗阻，校正困难时，需行剖宫产术。

Ⅴ型（剖宫产分娩型）：包括活跃期的加速阶段或最大倾斜阶段梗阻，以及胎头下降梗阻两种图形，表示分娩进展停滞，需行剖宫产结束分娩。

第十九节　鉴别难产的指标

一、宫口扩张各阶段的生理界限数值及最大界限数值

生理界限数值：生理均数＋2 倍标准差。

最大界限：生理均数＋3 倍标准差。

生理界限数值的临床意义：如超越此界限未达最大界限，可进行观察并及时寻找出现延长的原因，如超越最大界限，应积极寻找原因进行校正治疗，使分娩进展恢复正常。治疗后 1～2 小时，再行宫口检查，如无进展即可认为宫口扩张梗阻，应积极决定分娩方式。

二、宫口扩张速度的指标

可预断分娩的难易，以活跃期的加速阶段及最大倾斜阶段较为可靠，为宫口扩张最活跃时期，所以掌握宫口每扩张 1cm 所需的时间最为重要。

1. 活跃期的加速阶段

（1）生理情况扩张 1cm：初产 58 分钟，经产 37 分钟。

（2）生理界限扩张 1cm：初产 1 小时 50 分钟，经产 1 小时 15 分钟。

（3）最大界限扩张 1cm：初产 2 小时 16 分钟，经产 1 小时 34 分钟。

2. 最大倾斜阶段

（1）生理情况扩张 1cm：初产 21 分钟，经产 15 分钟 36 秒。

（2）生理界限扩张 1cm：初产 45 分钟，经产 32 分钟。

（3）最大界限扩张 1cm：初产 57 分钟，经产 40 分钟。

超过最大界限为宫口扩张速度延长。

3. 胎头下降速度的指标

胎头下降潜伏期胎头下降缓慢，不宜作为判断分娩进展的指标。下降加速期（宫口开在≥4cm）：此阶段开始时胎头居棘下 0.5cm，第二产程终了时胎头下降 5cm。胎头下降速度指标，参考宫口扩张速度后再加以判定。

4. 产程的警戒区数值

正常经产妇的分娩预警线为 4 小时 4 分钟，警戒线为 5 小时 23 分钟，异常线为 6 小时 41 分钟。

警戒区为 2 小时 37 分钟。

警戒区数值仅适用于临产后无明显盆头不称者，无胎位不正，无骨盆狭窄者。对有明显盆头不称、骨盆狭窄或横位等胎位异常者均不适用。

正常初产妇的分娩有 83％从宫口开大 2～3cm 开始计算为 7 小时 5 分钟，即预警线前分娩完；97％以上到 9 小时 2 分钟即警戒线前分娩完；只有 2％～3％到 11 小时前分娩完。超越 11 小时还不能分娩者应为超越异常线，可能就成为异常分娩，警戒区时限为 4 小时。

警戒区的设计有利于基层接生人员作为转送产妇的时间依据。基层接生人员或实习医生在处理分娩过程中，如产妇超越预警线时限尚未分娩，进入警戒区者，应提高警惕，严密观察，积极寻找原因。有条件者应做好处理难产的准备，否则应在接近异常线之前，做好转送产妇的准备。

第二十节　遗传病及先天畸形儿的产前诊断

产前准确地诊断遗传病及畸形儿，可帮助医师正确选择分娩方式，是优生优育的重要环节。

一、产前诊断对象

对每个孕妇都应进行产前诊断，但在有些地区，因受条件限制，只能对以下孕妇进行必要的产前诊断。

（1）40 岁以上高龄孕妇。

（2）有生产染色体异常儿史的孕妇。

（3）夫妇有一方为染色体平衡移位或嵌合体。

（4）已生过一个无脑儿等神经管缺陷的孕妇。

（5）双亲有先天性代谢病或已生过一个患儿者。

（6）前胎或家族系中有严重伴性遗传病者。

（7）羊水增生过快，疑有胎儿异常者。

（8）孕期，尤其孕前 8 周胚胎发育最重要的时期，接触过下述有致畸危险因素者。

1）妊娠 3 个月内接受过 X 线照射，尤其受精后 8 周之内，胚胎对放射线最敏感。

2）病毒感染，如风疹病毒、巨细胞病毒、流感病毒、水痘病毒、肝炎病毒、柯萨奇 B 等病毒。

3）药物和化学物质：①抗生素：四环素可影响胎儿牙齿发育并引起白内障；链霉素可损害脑神经；卡那霉素可引起听觉障碍。②磺胺药。③激素及其拮抗药物。④抗惊厥药。⑤抗代谢药和免疫抑制剂，如 5-Fu、MTX 等。

（9）罹患可引起胎儿畸形疾病的孕妇，如甲状腺功能低下的孕妇，除了可引起甲状腺代偿性肿大外，还可以引起骨骼、牙齿异常和隐睾等畸形的发生。

二、产前诊断的主要方法

1．遗传咨询

遗传咨询是遗传病患者或有患遗传病风险的亲属，就此病的转归、发病或遗传的概率及其预防或缓解的方法提供意见的过程，其内容如下。

（1）详细询问家族史：根据病史做出初步诊断是遗传咨询的基础。医师应采集家族详史，绘制家族系谱，家族史记录越详细，对诊断的核实越仔细，则遗漏或差错也就越少。

（2）风险估算：一旦获得家族详史诊断明确后，就可对某次妊娠的风险进行估算。在严重的遗传性疾病中，其子代危险率如果≥10%时，通常不应再要孩子。

主要遗传病风险估算如下：①常染色体显性遗传病：患者的子女有 50%的患病风险，而健康亲属的子女则无患病风险。常见的有马方综合征、家族性多囊肾、多指（趾）畸形、软骨发育不全、成骨不全、先天性肌强直、遗传性球形红细胞增多症等。②常染色体隐性遗传病：子女中有高达 1/4 的再发风险，50%为表现型正常的致病基因携带者，25%完全正常。常见的有白化病、苯丙酮尿症、半乳糖血症、肝豆状核变性、糖原累积病、黏多糖增多症 I 型等绝大多数先天性代谢异常疾病。③X 链锁显性遗传病：子代患病机会为 50%，绝无父子相传。女婴发病多于男婴，但症状较男婴轻，临床较少见，如遗传性肾炎、抗维生素 D 佝偻病等 10 多种疾病。④X 链锁隐性遗传病：男性患儿的母亲必为隐性基因携带者，遗传常由母系而来。男婴儿一半正常，一半为患者；而女婴中一半正常，一半为携带者。常见病如血友病 A、血友病 B、6-磷酸葡萄糖脱氢酶缺乏症。

2．产前实验室诊断

（1）血清 A-FP 的测定：羊水中甲胎蛋白（A-FP）含量增高可以作为无脑畸形和开放性脊柱裂胎儿产前诊断的一种标志。母血的 A-FP（MSA-FP）测定作为开放性神经管缺损的筛选试验。

MSA-FP 测定最适时间是孕 16～18 周，在测 MSA-FP 之前，应通过 B 超准确测定胎龄，免疫放射测定或酶联免疫试验，在孕 15 周时超过 90mU/mL，孕 20 周时超过 160mU/mL 时应警惕。并应排除由于多胎和先兆流产所造成的 MSA-FP 的升高。

（2）孕早期绒毛膜绒毛活检：在妊娠的第 8～12 周，可进行绒毛膜绒毛活检，主要是查染色体。此期可发现的胎儿缺陷有染色体畸变、神经管缺损（羊水 A-FP 的测定）、部分遗传代谢病和血红蛋白病。

（3）孕中期羊膜穿刺：常在妊娠 16 周前行羊膜穿刺，既可作为初步诊断，又可作为进一步诊断的手段。羊膜穿刺的主要目的是羊水分析，包括检测羊水细胞的染色体胎儿核型，测定羊水的生化成分，如甲胎蛋白、乙酰胆碱酯酶、光密度、卵磷脂—鞘磷脂比值或磷脂酰甘油。同时通过羊膜穿刺，向羊水内注射不透 X 线液体，可用来显示胎儿解剖方面的缺陷。

（4）胎儿镜检查和胎组织采样：胎儿镜检查是一项新技术，可直接窥视胎儿，并能采取胎血或胎儿组织，可诊断几十种先天畸形。此法是在局麻下，做 3mm 长的皮肤切口，然后插装有尖头套管针的胎儿镜套管。用胎儿镜检查法，可从妊娠中期的绒毛板或脐带血管获取胎血，用胎血进行产前诊断的第一类疾病是血红蛋白病。

（5）先天性畸形的超声诊断：用 B 超诊断胎儿异常，主要根据胎儿某一特定部分不成比例地生长（如小头畸形的头部或侏儒症的四肢），或是呈现组织结构缺损（如脊柱裂），或是出现某一缺陷时有关器官影响（如阻塞性尿路病或十二指肠闭锁）的图像。

要特别观察羊水量，高位肠道阻塞一般伴羊水过多，羊水过少时应仔细观察胎儿泌尿道。

第二十一节　B超在产科临床的应用

B超扫描对剖宫产有重要指导作用。术前进行B超检查，可对胎盘位置、成熟度、胎盘病变、羊水量多少以及胎儿大小、发育状况、胎方位、有无畸形等做出较明确的诊断。

一、胎盘

1．胎盘成熟度

当代妇产科临床上多采纳Grannum分级法，即按胎盘的绒毛板、胎盘实质以及胎盘基底层三部分结构的变化将胎盘分为以下4级（表5-1）。

表 5-1　Grannum 胎盘分级

胎盘	0级	I级	II级	III级
绒毛板	界限清楚，光滑平整的曲线	界限完整，轻微锯齿状起伏	出现切迹，深入胎盘实质，未达基层底	切迹达基层底
胎盘实质	均匀分布的细小光点	散在回声增强的光点	出现逗点状回声增强的光点	出现无回声区，显示胎盘小叶，散在规则的回声增强的
基底层	同胎盘实质，无回声增强的光点	无回声增强的光点	出现虚线状排列的回声增强的光芒	大而融合的回声增强区，可伴声影
胎盘成熟度	未成熟	开始趋向成熟	早期成熟；晚期成熟	胎盘已成熟，趋向老化
孕期	多见于孕早、中期	多见于29～36周	多见于36周（33～40周）	多见于38周

胎盘成熟是一复杂、渐进的过程，相互间交叉重叠。少数III级胎盘出现在37周以前；相反，37周以后也偶有I级胎盘者。

2．胎盘位置

早、中期妊娠间观察胎盘位置时，必须充盈膀胱，一般膀胱需充盈300～500mL尿液。无尿可注入生理盐水500mL左右。

通常，胎盘居于子宫底、前壁、后壁、侧壁。胎盘位置下移时形成前置胎盘。

因胎盘下移的程度不同，前置胎盘又分为以下4种类型。

（1）边缘性前置胎盘：胎盘下缘达宫内口边缘。

（2）部分性前置胎盘：胎盘部分遮住宫内口。

（3）中央性前置胎盘：胎盘将宫口全部遮住。

（4）低置胎盘：胎盘下缘距宫内口4cm以内。

胎盘下缘距宫颈外口超过6cm时，可排除前置胎盘。

妊娠中期胎盘覆盖宫内口者甚为常见。随着胎儿的发育，子宫下段伸展，胎盘位置多能自然上移。因此，原本胎盘位置低者，可因其位移而发生转化。故孕末期不能根据孕中期的 B 超扫描结果来决定分娩方式。

一般来讲，妊娠 30 周以后胎盘仍覆盖宫内口者，可诊断为前置胎盘。

后壁前置胎盘，常因胎头遮挡，不易查出。遇此情况，最好令孕妇取头低臀高位，检查者可用手轻压并将胎头轻轻上推。使胎先露离开子宫下降，以暴露后壁的前置胎盘。

3. 胎盘异常

（1）胎盘早剥：妊娠 28 周以后，正常位置的胎盘在胎儿未娩出前，部分或全部自子宫壁剥离称之为胎盘早期剥离。后壁胎盘在超声波扫描时不易看清胎盘全貌，因胎头、胎体可遮盖胎盘的某部分，故后壁胎盘早期剥离，在 B 超扫描时可能漏诊。

胎盘早期剥离的 B 超扫描表现有以下特点：①胎盘变厚。②胎盘后有边缘不规则暗区（胎盘后出血）；③胎盘绒毛板隆起，凸入羊膜腔内，是由于胎盘后血肿对其推挤所致；④血性羊水，则可见羊水中有光点浮动；⑤重症者胎心减慢，甚至消失。

（2）胎盘大小异常：自妊娠 36 周以后，胎盘逐渐变薄，正常胎盘厚度一般不超过 5cm。胎盘过大、过厚者多见于母体重度贫血，母子血型不合、有核红细胞增多症及糖尿病等。孕妇合并慢性高血压或妊娠期高血压疾病时可伴有小胎盘。因此，胎盘的大小不能作为估计胎盘发育的指标。

（3）胎盘绒毛血管瘤：此瘤可生长在胎盘的任何部位，大小不一，多呈圆形或椭圆形红色实性肿块，瘤体大者影响胎儿的血液供应，尤其瘤体压迫脐带，可引起胎儿死亡。胎盘绒毛血管瘤常合并羊水过多、妊娠期高血压疾病、产前出血、早产、低体重儿和胎儿异常等。

二、羊水

羊水量间接反映宫内胎儿的状态，羊水过多或过少，均属于异常现象。

超声波检测羊水，可确定羊水量及有无混浊。羊水的声像图特征为宫腔内透声暗区。羊水深度≤3cm 为羊水过少；>8cm 为羊水过多；3~8cm 为正常范围。测量羊水过少时，需测量羊水的纵径与横径，测量 4 个象限的羊水，各记录在内。

多胎妊娠两个以上的羊膜囊中的羊水应分别测定，不能笼统而论。双胎间输血综合征的胎儿，受血的胎儿羊水量多，给血的胎儿羊水量少。因此，必须分别测量，才能正确地估计胎儿状况。

羊水量的多少与孕周相关。羊水量过多、过少均可能合并胎儿畸形。早破水、过期妊娠、胎盘功能低下可合并羊水过少。

三、脐带

1. 脐带缠绕

B 超扫描观察脐带主要是了解有无脐带缠绕与脱垂，以指导临床处理。脐带缠绕的声像图表现为缠绕处体表有明显压迹，在压迹上方可有扁圆形或圆形小衰减包块（脐带横断面），有时可见其内的血管呈短光条。

脐带缠绕周数不同，声像图也各异。

（1）脐绕颈 1 周：胎儿颈背皮肤压迹呈"U"字形。

（2）脐绕颈 2 周：胎儿颈背皮肤压迹呈"W"形，其上方有两个相连的衰减小包块，形似带壳花生，内有短光条。

（3）脐绕颈 3 周或 4 周：胎儿颈背皮肤压迹呈锯齿状，上方有一念珠样衰减包块，内有短光条。

2．脐带隐性脱垂

B 超扫描可见长条绳索状或呈团状的脐带在儿头（头位）的下方或侧下方。

四、胎儿

B 超扫描可了解胎儿数目、胎儿大小，主要是胎头大小，胎方位，性别，胎儿脏器、软组织及骨骼发育状况及有无畸形。实施扫描时可直接观察胎儿在子宫里的活动，以及脏器的功能状态——胎儿心跳节律、宫内呼吸运动、吞咽羊水及排泄尿液的过程……应尽量争取在早期妊娠期间给孕妇做一次 B 超检查，以便能尽早发现胎儿异常。

1．鉴定单胎或多胎

早在妊娠 7 周即可查出多胎妊娠。一般来讲，在妊娠早期与中期多胎妊娠的检出率几乎是 100％。妊娠晚期因胎儿充满宫腔易漏诊。

多胎妊娠的超声影像特点：①子宫各径线大于孕周。②宫腔内可见两个或两个以上胎囊。③两个或两个以上胎儿影像。④两个胎盘，或一个大胎盘。

若超声扫描发现是双胎妊娠时，应注意观察两胎儿间"隔膜"的层数，以鉴别是单卵双胎，还是双卵双胎。一绒毛膜二羊膜双胎具有一个胎盘，是单卵双胎。二羊膜囊间隔膜是二层羊膜，如纸样薄，超声显像似发丝。二绒毛膜二羊膜者多为双卵双胎，若见到两个胎盘，则可确定为双卵双胎。若两胎盘融合为一，则不易鉴别是单卵双胎还是双卵双胎。二绒毛膜二羊膜双胎其间隔膜是四层，即由二层绒毛膜、二层羊膜组成。此隔膜厚度如同脐带壁，B 超扫描时易于见到。

如果 B 超检查发现是单羊膜囊双胎，即单卵双胎，应对胎儿进行密切地随访观察，待胎儿有宫外生存能力时，即行选择性剖宫产术，以防单羊膜囊双胎发生脐带相互缠绕、宫内窒息死亡等意外。

2．测定胎儿大小

B 超扫描可通过双顶径、肢体长度、腹周径、坐高等的测量推算胎龄，估计胎儿体重。

（1）胎儿坐高：是指胎儿头顶至臀部的最大距离。

此径线变异小，是估计胎龄的较准确的方法。坐高测量时间以孕 6～13 周为宜。

（2）胎头双顶径：胎头双顶径于妊娠 31 周前平均每周增加 3mm，妊娠 31～36 周平均每周增大 1.5mm，妊娠 36 周以后平均每周增长 1mm。自妊娠 12 周开始直至足月均可进行双顶径测量。

孕末期主要是通过胎头双顶径来估计胎儿大小。双顶径的大小与孕周相关，双顶径值受检测技术、胎方位及胎头形的影响。长头形双顶径小，圆头形双顶径大。因此，通过 BPD 估计胎儿大小不能达到 100％准确。双顶径值与头围、腹围、股骨长度测定值等多种参数相结合，推测胎儿体重，可提高准确度。

（3）头围：头围值是妊娠晚期（最后 6 周）推测胎龄的一项有价值的指标。此期间应用头围测量比双顶径更准确，且可补充双顶径的不足。

（4）腹围：妊娠 36～42 周测量腹围，可补充双顶径的不足。胎儿宫内生长迟缓，母子血型不合者，则改用股骨长度等的测量。

（5）股骨长度：从妊娠 15 周后，即可测量股骨长度。股骨长度可推测胎龄，诊断短肢畸形。其准确性与双顶径相似。

3. 诊断胎儿畸形

（1）脑积水：诊断脑积水不能仅以双顶径作为唯一诊断依据。因脑室扩张先于颅骨，脑室扩大至一定程度，脑积水进入晚期，胎头颅骨才开始扩大。

晚期脑积水声像学表现：①双顶径明显大于胎龄，要求在丘脑标准平面测量双顶径，在非标准平面测出的双顶径误差是 2～3mm。②胎头围明显大于腹围，头体比例失调。③颅腔内持续出现 1cm 处的液性暗区。④大脑镰薄膜在脑脊液中漂动，超声扫描时，尤其振动腹壁时，可见大脑镰显像呈一条线，此正中线可随之漂动，即正中线漂动征。这是脑室积水的特征之一。胎头双顶径＞11cm 时，应警惕有无脑积水畸形。若正中线漂动征阴性，可排除脑积水。⑤妊娠 20 周以后，若脑室率（脑室率＝中线至侧脑室距离/中线至颅骨内缘距离）＞0.5，则应考虑胎儿有脑积水畸形。

（2）无脑儿：B 超扫描时无胎头颅骨完整的圆形光环，为无脑畸形。

（3）脑膜脑膨出：是颅骨沿矢状缝发生破裂，自颅裂处膨出脑膜、脑组织。超声图像表现为：头颅光环中断，自此中断处有球形透声暗区突出，有脑组织膨出者，在透声暗区内掺杂低回声区。

（4）小脑畸形：超声图像表现胎儿的头围、双顶径、头面积低于该孕周的 3 个标准差以上，即可诊断为小脑畸形。

（5）脊柱裂：B 超扫描正常胎儿脊柱的纵切面呈排列整齐的两条平行光带。而脊柱裂表现为：①两条光带变宽，排列不齐；②外侧光带有缺损；③合并脊膜膨出者，在外侧光带缺损处可见囊性暗区；④脊柱横切面破裂处椎管呈"U"字形。

（6）心脏畸形：心脏体积＞1/2 胸腔容积，则揭示有心脏畸形。

（7）内脏外翻畸形：①胸壁发育不全：B 超扫描时可见胸廓切面轮廓线不完整，搏动的心脏漂浮于羊水中。②腹壁发育不全：腹壁切面轮廓线不完整，胃、肠等脏器漂浮在羊水中。

（8）膈疝：横膈发育有缺陷时，肠管可进入胸腔。B 超扫描时可见在胸腔内心脏的下方有充液的肠管。

（9）胎儿胸腔积液与腹腔积液：胎儿的胸腔积液与腹腔积液常同时发生。胎儿的胸腔或腹腔积液可单独存在，亦可与其他畸形并存。①胸腔积液：B 超扫描显示胸腔内有液性暗区，肺脏被挤，变小，胎心在胸腔积液中搏动。②腹腔积液：B 超扫描可见胎儿腹壁与内脏之间有不等程度液性暗区，常见到肠管、肝脏等在腹腔积液中漂动。

（10）食管闭锁：超声扫描胎儿胃肠区找不到含液的胃泡或肠管。偶可见胎儿有反吐现象。

（11）胃幽门梗阻：B 超检查可见胃扩张呈"单泡"状。

（12）十二指肠闭锁：B 超扫描可见胎儿上腹部出现"双泡症"。是由于近端十二指肠及胃扩张造成的影。连续观察此征不消退，即可确诊。

（13）小肠闭锁：超声检查可见到许多扩张充液的肠环。

（14）肛门闭锁：B 超扫描可在胎儿下腹部见到"双叶症"。

（15）肾发育不全或缺如：正常发育的胎儿，在妊娠 20 周后，在胎脊柱两侧可看到椭圆形肾脏。肾缺如或发育不良者，则不易看清正常轮廓。双侧肾缺如时，可看不到充液的膀胱。

（16）肾盂积水：正常肾脏内有＜0.7cm 的液性暗区。若肾脏体积增大，且有超过 1cm 的液性暗区，胎儿可能有肾盂积水。

（17）多囊肾：B超扫描可见多房性囊性肿物，呈蜂窝状，看不清肾脏的正常结构。

（18）尿道梗阻：胎儿尿道狭窄畸形可导致膀胱尿潴留。尿潴留常伴双侧肾盂积水。尿液潴留膀胱，其前后径常超过5cm。

（19）骶尾部肿物：B超扫描可见胎儿骶尾部有质地不均的团块。

（20）联体双胎畸形：B超扫描可发现两胎儿某部有联结部位。

（21）先天愚型：妊娠中期做超声检查，可显示出某些可疑先天愚型征象。先天愚型在B超扫描时显示出的典型表现特征：①颈背部皮褶增厚：孕15~20周时，先天愚型胎儿颈背部皮褶厚度超过6mm者占43%。②第5指中节指骨骨化中心发育不良：60%的先天愚型患儿第5指中节骨发育不良，导致指弯曲者50%。③长骨较短：先天愚型儿上肢长骨长度较正常胎儿平均值小2个标准差。股骨较短，如测得的股骨长度比应有股骨长度之比<0.91时，其中68%可诊断为先天愚型儿。双顶径与股骨长度比值，有助于鉴别患儿与正常发育儿。如比值大于正常值1.5个标准差，至少可确定50%的先天愚型儿。超声波测量胎儿双顶径及长骨长度，特别是肱骨长度，及颈背部皮褶厚度，结合母亲年龄（高龄初产发生率高），血浆甲胎蛋白和人绒毛膜促性腺激素值，有助于确定先天愚型儿。

第六章 产科领域内无创、微创手术

第一节 外倒转术

利用手法将不利于分娩的胎位变为利于分娩的胎位的方法，称为倒转术。

倒转术包括外倒转术、内倒转术及双极倒转术。外倒转术是一种经腹壁用手法转变胎位的手术。

一、适应证和禁忌证

（1）适应证：横位或斜位者；妊娠 30～36 周的臀位，经胸膝卧位、艾灸矫治无效者。

（2）禁忌证：羊水过多或过少者；双胎胎位异常者；盆头不称者；产前出血者；B 超证实有脐绕颈或绕体者；合并心脏病、高血压、妊娠期高血压疾病等的臀位，通常不行外倒转术，而横位则可谨慎进行外倒转术；既往有剖宫产史、子宫肌瘤剔除史、子宫畸形矫治术史等子宫有瘢痕者；双子宫、子宫纵隔等子宫畸形者。

二、必备条件

（1）活胎、胎心正常、胎心监护无异常反应者。

（2）先露未入盆或已入盆经处理可推出骨盆入口者。

（3）胎膜未破，有适量的羊水者。

（4）腹壁与子宫壁无敏感现象者。

（5）非多产妇。

（6）软产道及骨产道均正常，无盆头不称者。

（7）子宫无瘢痕，无畸形者。

（8）孕期无阴道出血史者。

（9）无妊娠期高血压疾病、高血压等合并症者。

（10）术前 B 超确定胎儿发育正常，胎心好，胎位明确，并排除胎盘前置、前壁胎盘及脐带绕颈、绕体等异常者。

三、手术步骤

（1）排尿：孕妇先排空膀胱。

（2）体位：孕妇仰卧，抬高臀部，两腿髋、膝关节屈曲，尽量放松腹壁。

（3）查体：检查胎位，听胎心 1 分钟。最好通过胎心监护仪监测胎心率及胎心强度。

（4）转动胎体：如先露已入盆，应先将先露部上推，继之，术者两手分别握住胎头与胎臀两极，使胎儿保持俯屈姿势。一手将胎头沿胎儿腹方向轻轻推动，另一只手将胎臀慢慢推向宫底，使臀位或横位逐渐地纠正为头位。

（5）固定头位：当胎儿转成头位后，用中等大的毛巾两条，卷成 16cm 长的卷，分别置于胎头两侧。用 33cm 宽的布绕腹两周，用别针固定之。包扎的松紧程度，应以坐下时无紧束不适感为宜。

（6）术后观察：术后观察 30 分钟，再听胎心，如无异常，1 周后复查。

（7）定期随诊：如一次外倒转未成功，可于 3～5 日后复查。

四、注意事项

（1）外倒转过程中，应密切注意听胎心，如出现异常，需立即停止操作，等待其恢复正常。若 5 分钟后胎心仍不恢复正常，应放弃手术，并将胎儿恢复为原位。

（2）术中若孕妇自觉腹痛或出现宫缩，应暂停操作。

（3）胎先露已入盆或外倒转有困难时，不应强行施术。

（4）术毕告诉孕妇回家后自数胎动，若胎动有异常（活跃或减少），应立即到医院复诊。

第二节　内倒转术

术者一手伸入宫腔握住胎足，另一只手在腹部协助，将横位、斜位或头位等转变为足先露的手术称为内倒转术。

一、适应证和禁忌证

（1）适应证：①横位或斜位，临产后外倒转失败，又无剖宫产条件者。②头位，发生脐带脱垂，先露太高，不能施产钳术急速助娩者。③异常头位，如额位、颏后位，不能经阴道分娩，又无剖宫产条件者。④双胎，第二胎儿为横位或宫内窘迫急需娩出者或第一胎儿已娩出 30 分钟以上，而第二胎儿头位，高浮，不宜采用其他方法助产者。⑤部分性前置胎盘，经产妇，宫口已开大，阴道出血较多，又无剖宫产条件时，可考虑人工破膜后牵出一足，用先露部压迫止血。

（2）禁忌证：①子宫有瘢痕者：剖宫产史、子宫肌瘤剔除史、子宫畸形曾行矫治术等；②盆头不称者；③子宫先兆破裂者；④胎膜破裂已久，羊水流净，子宫紧裹胎体者；⑤子宫缩窄环者；⑥子宫畸形：双子宫、子宫纵隔等子宫发育不良，宫腔狭窄者；⑦多胎妊娠：双胎的第一个胎儿，三胎的第一、第二个胎儿，胎位不正时不能采取内倒转术。

二、必备条件

（1）无盆头不称，估计能经阴道娩出者。

（2）宫口已开全或近全或能容一手通过，子宫壁较松弛者。

（3）胎膜未破或破膜不久，尚有适量羊水者。

（4）无子宫破裂先兆征兆。

（5）活胎儿或施行毁胎术有困难的横位死胎。

三、麻醉

麻醉要求子宫肌壁完全松弛，通常用乙醚等醚类吸入麻醉达三期（角膜反射消失）。

双胎第二胎儿或多胎最后一个胎儿行内倒转术时，一般无须麻醉。

四、手术步骤

（1）体位：产妇取膀胱截石位。

（2）消毒：常规消毒外阴。胎儿上肢脱出阴道口外者也一同消毒。

（3）铺巾：铺无菌巾。

（4）导尿：排空膀胱。

（5）阴道检查：做阴道检查明确胎先露，了解骨盆大小，明确是否具备手术条件。

（6）刺破胎膜：胎膜未破者，应先破膜。

（7）切开会阴：初产妇或经产妇会阴紧，应行会阴切开术。

（8）牵拉胎足：术者伸一手入宫腔，寻找胎足。

胎儿背在母体前方者，应牵胎儿下足；胎儿背在母体后方者，则牵胎儿上足，使内倒转时胎儿背保持在母体前方。

（9）倒转胎体：①术者一手握住胎足，缓慢轻柔地向下牵拉。另一只手在腹壁协助，慢慢将胎头回转，使胎轴与子宫纵轴一致。在牵拉过程中若另一足亦下降，则可一并握住牵拉，并应注意始终保持足跟朝上。②当胎膝部露出母体阴道口外时，内倒转即完成。此时宫口若开全，应立即行臀牵引术助娩；宫口未开全时应勤听胎心，待宫口开全后，自然娩出或行臀牵引术。

（10）术后探查：术毕，常规探查产道，了解是否有宫壁、宫颈、阴道裂伤，如有，应立即行修补术。

五、注意事项

（1）内倒转术要求足够深度的麻醉，若麻醉不深，不能操作，否则易诱发子宫痉挛性收缩。

（2）在寻觅胎足时，应仔细与手区别，千万勿将胎手误为足牵引，以防导致医源性的手术困难。

（3）倒转后，应听胎心，如出现胎心异常，且宫口已开全，需立即行臀牵引术娩出胎儿。

（4）操作必须轻柔，以防引起母体子宫破裂，胎儿肢体骨折、脱臼等母子损伤。

第三节　双极倒转术

头位胎儿转成臀位的手术，称之为双极倒转术。实际上双极倒转术包括在内倒转术内。

一、适应证和禁忌证

（1）适应证：有下述情况，又无剖宫产条件时行双极内倒转术。①头位合并脐带脱垂，宫口开得不大，头位置高，可将足牵至下方，以防脐带再度脱垂，并减轻脐带受压。②部分性前置胎盘，阴道出血量多，可施此术牵一足，以胎臀压迫胎盘剥离面，从而止血。③额位者。④额后位者。⑤头与手复杂先露，胎手回纳困难者。

（2）禁忌证：同本章第二节"内倒转术"。

二、必备条件

子宫口开大至少能通过 2 指，其余条件同内倒转术。

三、麻醉

同本章第二节"内倒转术"。

四、手术步骤

（1）体位：产妇取膀胱截石位。

（2）消毒：常规消毒外阴。

（3）铺巾：铺无菌巾。

（4）导尿：排空膀胱。

（5）阴道检查：做阴道检查明确胎先露，了解骨盆大小，确定是否具备手术条件。

（6）刺破胎膜：胎膜未破者，应先破膜。

（7）牵拉胎足：术者与胎足所在母体相反侧之手，伸入阴道内，如胎足在母体右侧，则术者伸左手，用食、中二指伸入子宫颈内。宫腔内手指将胎儿头推向侧上方，同时外手握胎臀，推向下方，促使胎足下降接近内手，内手从胎身侧方找到胎足，并将一足夹于二指之间，徐徐向子宫颈外牵引直至胎膝露于外阴，此时外手把握胎头。向子宫底部上推，以助倒转的完成。

（8）术后探查：术毕，分娩结束后，必须探查宫腔、子宫颈、阴道，以除外软产道损伤。

五、注意事项

同本章第二节"内倒转术"。

第四节　徒手扩张宫颈术

用手指扩张宫颈的方法，称之为徒手扩张宫颈术。

一、适应证和禁忌证

（1）适应证：①引产。例如，胎盘功能不良，过期妊娠需引产者。②第一产程延长、胎儿宫内窘迫、妊娠期高血压疾病者，为缩短第一产程，可施徒手扩张宫颈术。③临产过程中，宫颈被压于耻骨联合后，扩张受阻者。

（2）禁忌证：盆头不称者；宫颈管尚未消失，宫口未开，宫颈组织硬韧者；不具备经阴道分娩条件者。

二、必备条件

（1）无明显盆头不称。

（2）引产时宫口应开大，＞1cm。

（3）临产后宫颈开大，＞3cm，对促进产程的进展效果更佳。

（4）维持有效宫缩，效果明显。

三、手术步骤

（1）体位：产妇取膀胱截石位。

（2）消毒：常规消毒外阴，用甲硝唑液或洗必泰液冲洗阴道，冲洗时要注意冲洗头勿触及胎头。

（3）铺巾：铺无菌巾。

（4）扩宫：术者以食指和中指伸入子宫颈前唇与胎儿头之间，在子宫收缩时，尽量将子宫颈向上推，并向两侧扩张。当子宫颈扩张，先露下降，手指无法伸入先露与耻骨联合之间的空隙时，即停止操作，待其自然扩张。

四、注意事项

（1）严格无菌操作，术后给抗生素，以预防感染。

（2）操作应轻柔，以免引起宫颈裂伤。

（3）术毕，常规检查宫颈有无撕裂伤。

第五节　剥膜术

施术者用手指将接近子宫颈口的部分胎膜与宫壁分离，称之为剥膜术。

剥膜前，通常先扩张宫颈，能反射地引起子宫收缩，故临床上常用此法引产或加速产程进展。

一、适应证和禁忌证

（1）适应证：①过期妊娠者；②母体合并症：妊娠期高血压疾病，高血压，心、肺功能不良，继续妊娠对母体健康有严重威胁者；③死胎；④无存活能力的畸形胎儿。

（2）禁忌证：①胎位不正：横位、额先露、颏后位者；②有剖宫产指征：盆头不称，产道梗阻者；③宫颈坚硬，无阴道分娩条件者；④外阴、阴道炎症者；⑤前置胎盘者。

二、手术步骤

（1）体位：产妇取膀胱截石位。

（2）消毒：常规消毒外阴、阴道。

（3）铺巾：铺无菌巾。

（4）导尿：已自解小便的不导尿。

（5）剥膜：剥离胎膜术，术者用手轻轻分开阴道口，食指伸入子宫颈管中，沿 3、6、9、12 各点进行扩张，如宫口扩张>2cm，可将食指、中指伸入宫颈管内扩张宫颈，然后沿子宫下段轻轻将胎膜与子宫壁呈环状分离 1～2 周，分离深度应>4cm，越深效果越好。

三、注意事项

（1）剥膜术前、术后听胎心，注意胎心变化。

（2）操作应严格无菌，动作轻柔，若触及海绵样组织，应立即停止手术，以免引起大出血。

（3）若估计剥膜后短时间内不能结束分娩，可适当加用抗生素预防感染。

第六节　破膜术

破膜术可用于引产与催产。

一、适应证和禁忌证

（1）适应证：①过期妊娠者；②妊娠合并妊娠期高血压疾病、高血压、肾脏病等疾患，继续妊娠对母子均不利，需引产者；③羊水过多者；④胎盘早期剥离或部分前置胎盘者；⑤产程进展缓慢，宫口开大 3～4cm 时，可破膜加速产程；⑥宫口开大 8～10cm，胎膜迟破者。

（2）禁忌证：①先露浮动或胎位不正：横位、额先露、额后位等；②脐带先露或脐带隐性脱垂者；③有剖宫产指征：盆头不称、产道梗阻者等。

二、手术步骤

（1）准备：同本章第五节"剥膜术"。

（2）扩宫与剥膜：宫口＜4cm 时，可先扩宫口，剥膜，然后施破膜术。

（3）破膜：行破膜术时，术者左手食指和中指通过颈管触及前胎膜囊，右手持有齿钳，在左手指引导下，刺破胎膜。

三、注意事项

（1）最好在无宫缩时破膜，以使羊水缓慢流出，避免脐带随羊水脱出。

（2）羊水过多破膜时，更应使羊水缓慢流出，以防宫腔内压力骤降引起胎盘早期剥离。且在羊水流出过程中，腹部上加沙袋，以避免腹腔内压突降诱发虚脱。

（3）破膜前、后听胎心，注意胎心变化。

（4）注意无菌操作，动作应轻柔。

（5）术后保持阴部清洁，以预防感染。

（6）破膜后给抗生素，以预防感染。

（7）破膜后 6 小时未临产，应附加催产素静脉滴注。

第七节　徒手剥离胎盘术

术者用手剥离，取出滞留于宫腔内的胎盘的手术，称为徒手剥离胎盘术，又称人工剥离胎盘术。

一、适应证和禁忌证

（1）适应证：①第三产程超过 30 分钟，经一般处理，胎盘仍未排出者；②胎儿娩出后，胎盘尚未娩出，阴道活动性出血超过 200mL；③前置胎盘或胎盘早剥，胎儿娩出后仍有阴道出血者；④某些难产手术：横位内倒转术、毁胎术毕，需探查宫腔，有必要立即娩出胎盘者；⑤醚类药物麻醉后。

（2）禁忌证：植入性胎盘者，切勿强行剥离。

二、麻醉

（1）一般无须麻醉，可适量给予镇静药。

（2）宫口部分关闭，术者无法伸手入宫腔者，给醚类药物吸入麻醉。

三、手术步骤

（1）体位：产妇取膀胱截石位。

（2）消毒：用 0.5％碘伏液再次涂擦消毒外阴。

（3）铺巾：铺无菌巾，注意遮住肛门。

（4）导尿：排空膀胱。

（5）术者准备：术者刷手，穿手术衣，戴无菌手套。

（6）手取胎盘：术者伸一只手入宫腔，循脐带找到胎盘，如胎盘为已剥离被宫颈嵌顿者，可将胎盘取出。

如胎盘尚未剥离，术者以掌面的尺侧缘或并拢的五指，手背紧贴宫壁，从胎盘的边缘，如裁纸状，慢慢地将胎盘自宫壁分离，同时左手在腹部扶住子宫底，并稍向下推，以利于宫腔内手的操作。

待胎盘全部剥离后，将胎盘全部握住，另一只手拉住脐带，待宫缩时取出胎盘。

（7）术毕检查：①术毕立即检查胎盘、胎膜是否完整。如有缺损，应重新伸手入宫腔，取出残留的胎盘、胎膜。②如宫腔内有细碎的胎盘、胎膜残留，手取不净时，可用大头刮匙刮宫。③术毕探查宫壁、宫颈、阴道有无裂伤，如有，应及时修补。

四、注意事项

（1）若胎盘与宫壁间无明显界限，应想到植入性胎盘的可能，不能强行用暴力撕拉胎盘，以免导致子宫损伤或子宫内翻等意外。

（2）术后给宫缩剂，肌注或静脉滴注催产素20U或经腹壁直接向子宫肌壁内注射麦角新碱0.2mg。

（3）给抗生素预防感染。

第八节　宫腔纱条填塞术

一、适应证和禁忌证

（1）适应证：由于子宫收缩乏力所致的产后出血，经采用宫缩剂及其他方法积极治疗无效时，可试用宫腔纱条填塞术止血。

（2）禁忌证：①子宫肌壁有薄弱处或裂伤或畸形子宫，如单角子宫、纵隔子宫等。②子宫有瘢痕：有剖宫产史、肌瘤剔除史、双子宫吻合史等。③生殖器官有严重炎症者。

二、必备条件

（1）经阴道分娩后，子宫出血需行宫腔纱条填塞术时，宫口应尚未闭合，且可允许术者手通过。

（2）剖宫产术中子宫收缩乏力，出血，经其他方法积极抢救无效，欲行宫腔纱条填塞术止血时，可经子宫切口处填入纱条，即未缝合子宫切口前，可试行宫腔纱条填塞术。

三、麻醉

无须特殊麻醉。

四、手术步骤

（1）体位：①经宫颈口填塞纱条时，产妇取膀胱截石位；②剖宫产术经子宫切口填塞纱布时，产妇取仰卧位。

（2）消毒：经宫颈口填塞纱条时，应再次用0.5%碘伏液消毒外阴、阴道及宫颈。

（3）铺巾：铺无菌巾。

（4）暴露宫颈：用双叶拉钩暴露宫颈，用卵圆钳夹住宫颈前、后唇，并由助手扶持。

（5）手术方法：①徒手宫腔纱条填塞术：术者左手在腹部下推子宫底，右手持无菌纱条（浸过甲硝唑液或庆大霉素药液），以食、中二指夹纱条送入宫腔，从宫底部起，自左向右、自上而下依次填塞宫腔。当子宫上段填满后，外手固定子宫，内手对填塞的纱条平均用力挤压，使纱条紧压在一起。阴道亦用同法塞紧，外阴用无菌纱布保护，加敷丁字带。②器械宫腔纱条填塞术：用器械填塞纱条时，助手从腹壁固定子宫底，术者左手伸入宫腔做引导，右手持海绵钳或妇科填塞钳夹纱条送入宫腔，先填宫底，填塞方法及顺序同徒手填塞法。③经剖宫产子宫切口填塞纱条术：在剖宫产术时，经子宫切口填塞纱条，纱条的尾端需经宫颈口送入阴道，然后常规闭合子宫切口。

五、注意事项

（1）宫腔纱条填塞应依次进行，而且要填塞坚实。若宫底处有空隙，则不能止血，上部出血，下部有纱条阻塞使血不能外流，可导致对出血的误诊，以致延误治疗。

（2）尽量采用徒手宫腔纱条填塞法，若使用器械填塞时，用力不可过猛，以防损伤宫壁。

（3）宫腔纱条填塞应动作轻柔，严格执行无菌操作。

（4）宫腔纱条填塞后，静滴催产素（10%葡萄糖200mL加催产素20U），无高血压、心脏病及对麦角新碱过敏史者，可肌注麦角新碱0.2~0.4mg，以加强宫缩止血。

（5）填塞术后仍应注意观察产妇血压、脉搏、宫底高度及填塞纱条尾端是否被血染红，以了解子宫出血是否有效被控制。

（6）术毕，立即给有效抗生素预防感染。

（7）术后24小时内取出宫腔内填塞的纱条。取纱条前，应肌注催产素20U。

参考文献

[1] 高辉，王雪莉. 妇产科[M]. 北京：科学技术文献出版社，2017.

[2] 李秀妮. 实用妇产科学[M]. 北京：科学技术文献出版社，2017.

[3] 徐红妮. 新编临床妇产科学[M]. 北京：科学技术文献出版社，2017.

[4] 孙静，冯丽，李蕾. 临床妇产科学新进展[M]. 北京：科学技术文献出版社，2017.

[5] 王忠民. 妇产科学诊疗精要与临床实践[M]. 北京：科学技术文献出版社，2017.

[6] 潘宇. 新编妇产科学[M]. 北京：科学技术文献出版社，2017.

[7] 余韬. 新编现代妇产科学[M]. 北京：科学技术文献出版社，2017.

[8] 李娜，李宇迪，洪建丽. 新编临床妇产科学[M]. 北京：科学技术文献出版社，2017.

[9] 杨慧霞，狄文. 妇产科学[M]. 北京：人民卫生出版社，2016.

[10] 赵萍，陈晓敏. 妇产科学[M]. 北京：科学技术文献出版社，2016.

[11] 黄会霞，冯玲. 妇产科学[M]. 北京：人民卫生出版社，2016.

[12] 张亚琴. 新编临床妇产科学[M]. 北京：科学技术文献出版社，2016.

[13] 谷惠芳. 临床妇产及儿科诊疗学[M]. 北京：科学技术文献出版社，2016.

[14] 张乾珍. 现代妇产科学基础与临床[M]. 北京：科学技术文献出版社，2016.

[15] 吕瑞. 妇产科学临床研究[M]. 北京：科学技术文献出版社，2016.

[16] 徐爱兰. 现代临床妇产科学[M]. 北京：科学技术文献出版社，2016.

[17] 孙旭辉. 新编临床妇产及儿科诊疗学[M]. 北京：科学技术文献出版社，2016.

[18] 许凤莲，熊彬，田君. 现代妇产科学[M]. 北京：科学技术文献出版社，2015.

[19] 董秀英. 新编临床妇产科学[M]. 北京：中医古籍出版社，2015.

[20] 莫空霞. 现代妇产科学[M]. 北京：中医古籍出版社，2015.

[21] 秦翠梅. 现代妇产科学研究[M]. 北京：中医古籍出版社，2015.

[22] 张玮玮. 新编妇产诊疗学[M]. 北京：中医古籍出版社，2015.

[23] 刘春凤. 新编妇产科学[M]. 北京：中医古籍出版社，2015.

[24] 王桂芳. 现代临床妇产科学[M]. 北京：中医古籍出版社，2015.

[25] 高玲. 现代妇产科学临床诊疗实践[M]. 北京：科学技术文献出版社，2015.

[26] 哈春芳. 新编实用临床妇产科学[M]. 北京：科学技术文献出版社，2014.

[27] 张学兰. 现代临床妇产科学与儿科学[M]. 北京：科学技术文献出版社，2014.

[28] 于雪梅. 妇产科学[M]. 北京：中医古籍出版社，2014.

[29] 曹泽毅，乔杰. 妇产科学[M]. 北京：人民卫生出版社，2014.

[30] 许晓英. 新编临床妇产科学[M]. 北京：科学技术文献出版社，2014.

[31] 陈红. 临床妇产科学[M]. 北京：科学技术文献出版社，2014.

[32] 郭丽娜. 妇产疾病诊断病理学[M]. 北京：人民卫生出版社，2014.

[33] 张秀荣. 实用临床妇产科学[M]. 上海：第二军医大学出版社，2014.

[34] 代秀云. 最新实用妇产科学[M]. 上海：第二军医大学出版社，2014.

[35] 李会影，李大波，孙喆. 临床实用妇产科学新编[M]. 北京：科学技术文献出版社，2014.